W0060073

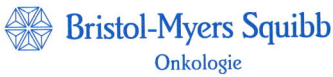

Das Ovarialkarzinom

Therapeutische Standards –
klinische Empfehlungen

Jacobus Pfisterer und Andreas du Bois

5 Abbildungen
16 Tabellen

Georg Thieme Verlag
Stuttgart · New York

Prof. Dr. Jacobus Pfisterer
Universitätsklinikum Kiel
Klinik für Gynäkologie und Geburtshilfe
Michaelisstraße 16
24105 Kiel

Priv.-Doz. Dr. Andreas du Bois
Klinik für Gynäkologie
und Gynäkologische Onkologie
Dr. Horst Schmidt Kliniken
Ludwig-Erhard-Straße 100
65199 Wiesbaden

Medizinische Redaktion:
Dr. Volker Bartsch
Am Stadtpfad 11
65760 Eschborn

Die Deutsche Bibliothek –
CIP-Einheitsaufnahme

Pfisterer, Jacobus:
Das Ovarialkarzinom: therapeutische
Standards – klinische Empfehlungen /
Jacobus Pfisterer; Andreas du Bois. –
Stuttgart; New York: Thieme, 2002

© 2002 Georg Thieme Verlag
Rüdigerstraße 14
D-70469 Stuttgart
Homepage: http://www.thieme.de

Printed in Germany

Umschlaggestaltung: Thieme Verlagsgruppe
Grafiken: Ziegler + Müller, Kirchentellinsfurt
Satz: Ziegler + Müller, Kirchentellinsfurt
Druck: Götz, Ludwigsburg
Buchbinderei: Koch, Tübingen

ISBN 3-13-132691-3

1 2 3 4 5 6

Wichtiger Hinweis: Wie jede Wissenschaft ist die Medizin ständigen Entwicklungen unterworfen. Forschung und klinische Erfahrung erweitern unsere Erkenntnisse, insbesondere was Behandlung und medikamentöse Therapie anbelangt. Soweit in diesem Werk eine Dosierung oder eine Applikation erwähnt wird, darf der Leser zwar darauf vertrauen, dass Autoren, Herausgeber und Verlag große Sorgfalt darauf verwandt haben, dass diese Angabe dem **Wissensstand bei Fertigstellung des Werkes** entspricht.

Für Angaben über Dosierungsanweisungen und Applikationsformen kann vom Verlag jedoch keine Gewähr übernommen werden. **Jeder Benutzer ist angehalten,** durch sorgfältige Prüfung der Beipackzettel der verwendeten Präparate und gegebenenfalls nach Konsultation eines Spezialisten festzustellen, ob die dort gegebene Empfehlung für Dosierungen oder die Beachtung von Kontraindikationen gegenüber der Angabe in diesem Buch abweicht. Eine solche Prüfung ist besonders wichtig bei selten verwendeten Präparaten oder solchen, die neu auf den Markt gebracht worden sind. **Jede Dosierung oder Applikation erfolgt auf eigene Gefahr des Benutzers.** Autoren und Verlag appellieren an jeden Benutzer, ihm etwa auffallende Ungenauigkeiten dem Verlag mitzuteilen.

Vorwort

Das Ovarialkarzinom ist mit etwa 8000 Neuerkrankungen pro Jahr in Deutschland zwar nur die sechsthäufigste Malignomerkrankung bei Frauen, es ist jedoch in Relation zur Anzahl der Erkrankten die Krebserkrankung mit den meisten Todesfällen und somit die Problemerkrankung Nr. 1 der Frau.

In den letzten Jahren sind zahlreiche neue Erkenntnisse sowohl in der Grundlagen- als auch in der klinischen Forschung generiert worden. Insbesondere im klinischen Bereich ist es in Deutschland gelungen, eine Infrastruktur aufzubauen, die hochwertige, auch internationalen Ansprüchen genügende Forschung ermöglicht. Aus kleinen Anfängen hat sich die in den 90er Jahren gegründete Studiengruppe Ovarialkarzinom der Arbeitsgemeinschaft Gynäkologische Onkologie zu einer großen, international beachteten Gruppe entwickelt. So werden heute in Deutschland beim Ovarialkarzinom mehr als 20 Prozent aller Patientinnen im Rahmen von klinischen Studien behandelt, eine Zahl, die bei keinem anderen soliden Tumor des Erwachsenen erreicht und im Vergleich zum Mamma-, Kolon- oder Bronchialkarzinom um den Faktor 3 bis 5 höher ist.

Trotz dieser sehr erfreulichen Entwicklung der letzten Jahre besteht die Notwendigkeit weiterer Verbesserungen. Im internationalen Vergleich der Ergebnisse in der Behandlung des Ovarialkarzinoms schneidet Deutschland nur mittelmäßig ab. Ursache hierfür sind Unterschiede in der Qualität der Versorgung. Diese betreffen sowohl die operative als auch die medikamentöse Säule der Behandlung. Trotz veröffentlichter „evidence based medicine"-basierter Leitlinien erhalten in Deutschland nur etwa zwei Drittel der Patientinnen eine dem aktuellen Standard entsprechende Operation und Chemotherapie.

Dieser Leitfaden vermittelt kurz und prägnant einen Überblick über die klinischen Standards beim Ovarialkarzinom. Er soll dazu beitragen, dass sich die Versorgungsqualität beim Ovarialkarzinom in Deutschland verbessert und an international erreichte Standards angleicht.

Weitere Detailinformationen zu Standards und Studien sind im Internet unter www.ago-online.de und www.ago-ovar.de abrufbar.

Kiel und Wiesbaden,   Jacobus Pfisterer
im September 2002   Andreas du Bois

Inhaltsverzeichnis

1 Aktuelle Therapiesituation in Deutschland

Das Ovarialkarzinom ist in Deutschland mit etwa 8000 Neuerkrankungen pro Jahr die **sechsthäufigste Krebserkrankung der Frau.** Bei den Krebstodesfällen steht es sogar an 5. Stelle. Damit ist das Ovarialkarzinom in Relation zur Anzahl der Erkrankten die häufigste gynäkologische Krebstodesursache (Tab. 1).

Das **Erkrankungsrisiko steigt mit zunehmendem Alter** an. Frauen unter 40 Jahren erkranken nur selten, und knapp die Hälfte der Patientinnen ist über 60 Jahre alt.

Aus histologischer Sicht sind Ovarialtumoren sehr heterogen. Es gibt zahlreiche histologische Hauptklassen, von denen die meisten noch weiter differenziert werden. Der epitheliale Subtyp ist bei weitem der häufigste, er liegt bei 3 von 5 ovariellen Neoplasien vor.

Tab. 1 Die zehn häufigsten Krebserkrankungen bei Frauen in Deutschland (Quelle: Tumorregister München http://www.med.uni-muenchen.de/trm)

Tumor	Zahl der Neuerkrankungen pro Jahr	Zahl der Sterbefälle pro Jahr (Rangfolge)
1. Mamma	50 000	18 674 (1)
2. Kolon/Rektum	33 000	16 966 (2)
3. Endometrium	10 600	1 975 (14)
4. Magen	8 800	7 502 (4)
5. Lunge	8 700	8 260 (3)
6. Ovar	**8 000**	**6 258 (5)**
7. Zervix	6 300	3 171 (9)
8. Blase	6 300	2 229 (13)
9. Pankreas	6 100	6 017 (6)
10. Niere	5 600	2 792 (10)

Die Zahl der Neuerkrankungen pro Jahr wurde aus den Daten des Saarländischen Krebsregisters von 1992/93 hochgerechnet, die Zahl der Sterbefälle entspricht den amtlichen Mortalitätszahlen von 1995.

Tab. 2   5-Jahres-Überlebensraten beim Ovarialkarzinom (Diagnose 1978–1985). Daten europäischer Tumorregister (Quelle: Eurocare-Studie [1])

Land	Anzahl Patientinnen	5-Jahres-Überlebensrate
Schweiz	353	38
Holland	426	36
Finnland	2322	36
Frankreich	303	35
Italien	496	34
Spanien	124	34
Deutschland	**543**	**32**
Polen	320	30
Schottland	2137	29
Dänemark	3977	27
England	12075	27
Estland	945	23

Das **Langzeitüberleben** von Patientinnen mit Ovarialkarzinom hat sich zwar in den letzten 30 Jahren weltweit kontinuierlich verbessert, ist aber nach wie vor alarmierend gering. Nach den Ergebnissen der EUROCARE-Studie – basierend auf Tumorregisterdaten – lagen die 5-Jahres-Überlebensraten in verschiedenen europäischen Ländern zwischen 23 und 38 %. Mit 32 % nimmt Deutschland lediglich einen Mittelplatz ein (Tab. 2).

1.1   Umfrage der Organkommission OVAR der AGO

Aus verschiedenen internationalen Untersuchungen geht hervor, dass beim Ovarialkarzinom die Erfahrung und Spezialisierung des behandelnden Arztes bzw. der Klinik von maßgeblicher Bedeutung für die Prognose sind. Dies veranlasste die Organkommission OVAR der Arbeitsgemeinschaft Gynäkologische Onkologie (AGO) zu einer Umfrage an deutschen Kliniken und onkologischen Praxen, um nähere Aufschlüsse über die Qualität der Patientenversorgung zu erhalten [2].

In die Auswertung gingen die Ergebnisse einer repräsentativen Auswahl von Therapieeinrichtungen ein (15 Universitätskliniken, 34 Krankenhäuser der Maximal-, Zentral- und Schwerpunktversorgung, 30 Krankenhäuser der Regelversorgung und 8 onkologische Praxen bzw. nicht klassifizierbare Kliniken). Von diesen Einrichtungen wurden im 3. Quartal des Jahres 2000 insgesamt 501 Patientinnen – etwa ein Viertel aller im gleichen Zeitraum in Deutschland an einem Ovarialkarzinom neu erkrankten Frauen – behandelt.

Operation

Die Hochrechnung der gewonnenen Daten ergab, dass in Deutschland die Primäroperation von Ovarialkarzinomen zu etwa
- 24 % in Universitätskliniken (gynäkologische Klinik)
- 35 % in Schwerpunktkrankenhäusern (gynäkologische Klinik)
- 34 % in Krankenhäusern der Grund-/Regelversorgung (gynäkologische Klinik)
- 7 % in chirurgischen Kliniken aller Versorgungsstufen

erfolgt. Des Weiteren stellte sich heraus, dass ein Zusammenhang zwischen der Art der Therapieeinrichtung und den operativen Ergebnissen besteht.

Als operativer Standard gilt heute die **Längsschnittlaparotomie** mit nachfolgender Exstirpation von Uterus und Adnexe (ausgenommen ist lediglich das fertilitätserhaltende Vorgehen beim frühen Ovarialkarzinom) sowie infrakolischer Omentektomie.

■ Für Patientinnen, die in kleineren Krankenhäusern der Regelversorgung operiert werden, ist das Risiko höher, nicht gemäß den Standard-Empfehlungen operiert zu werden. Nur bei 63 % der Patientinnen im Stadium FIGO II – III wurde dort die Hysterektomie mit Adnexexstirpation und Omentektomie vorgenommen, gegenüber 80 – 81 % in Universitätskliniken bzw. Krankenhäusern der Schwerpunkt- und Maximalversorgung.

■ Bei Patientinnen, die in Krankenhäusern der Regelversorgung operiert wurden, wurde häufiger als in Universitäts- bzw. sonstigen größeren Kliniken ein **Tumorrest > 2 cm** belassen (48 % vs. 23 %) und **seltener eine komplette Tumorresektion** erreicht (11,5 % gegenüber 29 % in Schwerpunktkliniken bzw. 25 % in Universitätskliniken).

Chemotherapie

Auch für die Chemotherapie als zweiter Säule der Therapie beim fortgeschrittenen Ovarialkarzinom deckte die Umfrage erhebliche Qualitäts-
unterschiede auf. Standardchemotherapie beim fortgeschrittenen Ovarialkarzinom ist die Kombination eines Platinanalogons (Cisplatin oder
Carboplatin) mit Paclitaxel. Eine dem Standard vergleichbare Chemotherapie erhielten im gesamten Umfragekollektiv nur 59% der Patientinnen mit einem fortgeschrittenen Ovarialkarzinom des Stadiums
FIGO IIb–IV: 75% der Patientinnen in den Universitätskliniken und
66% in den Schwerpunktkliniken, aber nur 38% in Krankenhäusern der
Regelversorgung. Mehr als 20% der Patientinnen in den letztgenannten
Einrichtungen erhielten noch nicht einmal Platin im Rahmen der Primärtherapie!

Studienteilnahme

Die beste Gewähr für eine mindestens dem Standard entsprechende
Therapie ist die Teilnahme an einer zertifizierten klinischen Studie.
Auch dies belegt die Umfrage eindrucksvoll. Dabei scheint sich die Stu-
dienteilnahme unabhängig von der Klinikgröße positiv auszuwirken.

Wurden die Ergebnisse der prospektiven AGO-Studien [3, 4] den Um-
fragedaten gegenübergestellt, so zeigte sich deutlich der positive Einfluss von Erfahrung und qualitätssichernden Maßnahmen: Bei den im
Rahmen der AGO-Studien behandelten Patientinnen wurde deutlich
häufiger ein **optimales Operationsergebnis** erzielt (Abb. **1**). Bei fast al-
len Studienteilnehmerinnen wurde mindestens eine Längsschnittlaparotomie mit Entfernung von Uterus, Adnexe und Omentum vorgenommen, und auch erweiterte Radikaloperationen (Resektion Douglas-Peri-
toneum, pelvine oder paraaortale Lymphonodektomie) waren im Rahmen der Studien deutlich häufiger.

Die Chemotherapie, die im Rahmen klinischer Studien durchgeführt
wird, entspricht auf jeden Fall dem derzeit gültigen Standard. Die Chance, die Primärchemotherapie innerhalb einer klinischen Studie zu erhalten, war im Umfragekollektiv für Patientinnen an einer Universitätsklinik (34%) oder Schwerpunktklinik (26%) signifikant höher als für die
Patientinnen, die in einem Krankenhaus der Regelversorgung behandelt wurden (9%).

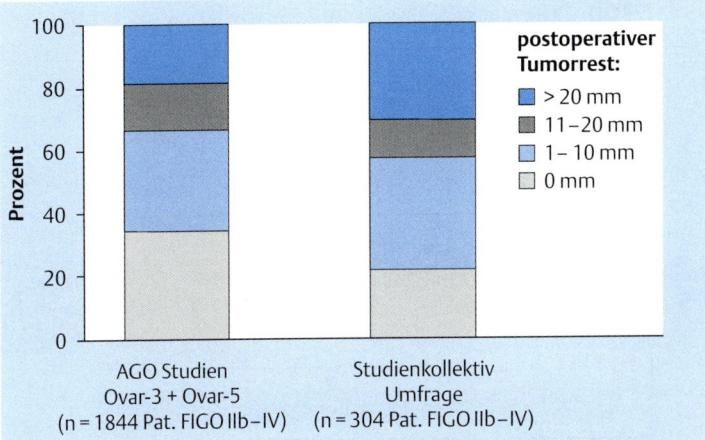

Abb. **1** Postoperativer Tumorrest bei Patientinnen mit Ovarialkarzinom der Stadien FIGO IIb – IV. Vergleich der Daten der AGO-Studiengruppe Ovarialkarzinom (zusammengefasste Daten aus den beiden prospektiven Studien OVAR-3 und OVAR-5 [3, 4]) mit den Ergebnissen einer bundesweiten Umfrage [2]) (aus [2]).

1.2 Situation heute

Unter Berücksichtigung von Ausgangsstadium und therapeutischen Möglichkeiten und Erfolgen lässt sich der klinische Verlauf beim Ovarialkarzinom wie in Abb. 2 dargestellt beschreiben. Sowohl suboptimale Operationsergebnisse als auch die Verabreichung einer suboptimalen Chemotherapie wirken sich nachteilig auf den weiteren Krankheitsverlauf aus. Da beide negativen Einflussgrößen in den Krankenhäusern der Regelversorgung überdurchschnittlich häufig zum Tragen kommen, muss von einer Addition beider Einflüsse bei den dort behandelten Patientinnen ausgegangen werden. Obwohl Daten hierzu noch nicht vorliegen, ist die Wahrscheinlichkeit groß, dass dies zu einer geringeren Überlebensrate führt.

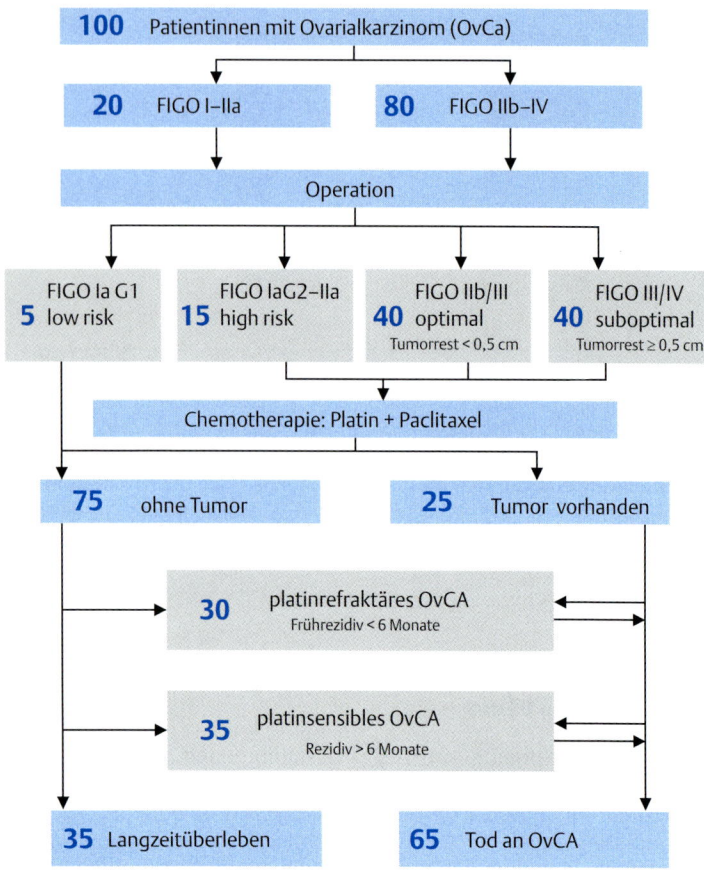

Abb. **2** Gegenwärtige Situation beim Ovarialkarzinom aus therapeutischer und prognostischer Sicht, schematisch dargestellt anhand von 100 hypothetischen Patientinnen (modifiziert nach J. Pfisterer).

Für die Praxis

- Die Qualität der therapeutischen Versorgung von Patientinnen mit Ovarialkarzinom in Deutschland ist verbesserungsbedürftig.
- Die Patientinnen sollten von den niedergelassenen Ärzten zur Primärtherapie in Kliniken überwiesen werden, die nach aktuellen Standards behandeln, sich an Studien beteiligen und über entsprechende Erfahrung verfügen. Dies ist bei Universitätskliniken und Krankenhäusern der Maximalversorgung eher der Fall als in kleineren Krankenhäusern. Der Krankenhaustyp allein ist allerdings keine Garantie für eine optimale Behandlung.
- Nach Möglichkeit sollten die Patientinnen in klinische Studien eingebracht werden (→ Studienprotokolle im Internet bei www.ago-ovar.de, www.noggo.de und www.studien.de).
- In den Krankenhäusern sind die Therapiestandards konsequent umzusetzen (Therapieleitlinien → www.krebsgesellschaft.de/ISTO/Standards/index.html), ggf. sollten Patientinnen in spezialisierte Kliniken verlegt werden.

2 Ätiologie und Risikofaktoren

Die Ätiologie des Ovarialkarzinoms auf molekularer Ebene ist noch weitgehend unbekannt. Die Eierstöcke enthalten verschiedene Zelltypen (epitheliale Zellen, Stromazellen, Keimzellen), die potenziell maligne entarten können. Fast 90 % aller malignen Ovarialtumoren entstehen aus dem Epithel, das die Oberfläche des Organs bildet. Daraus wurde die Hypothese abgeleitet, dass die Entstehung eines Ovarialkarzinoms mit der wiederholten Ruptur des Oberflächenepithels bei der Ovulation und den damit einhergehenden (letztendlich fehlerhaften) Reparaturmechanismen zusammenhängt [5].

Diese **Hypothese der „incessant ovulation"** wird durch epidemiologische Daten gestützt, wonach Multiparae ein geringeres Ovarialkarzinomrisiko besitzen als Nulliparae. Auch Stillen und die Anwendung oraler Kontrazeptiva senken das Risiko eines Ovarialkarzinoms, während eine frühe Menarche bzw. späte Menopause das Risiko erhöhen. Mittlerweile wurden auch experimentelle Befunde vorgelegt, die für die Ovulationshypothese sprechen [6, 7]. Demnach könnte also die Entstehung eines Ovarialkarzinoms in direkter Beziehung zur Zahl der ovulatorischen Zyklen im Leben einer Frau stehen, wobei als Kofaktoren erworbene oder angeborene **genetische Anomalien** und möglicherweise auch **Umweltfaktoren** (Kanzerogen-Exposition über die Tuben?) eine Rolle spielen.

Eine weitere Hypothese geht davon aus, dass die Entstehung eines Ovarialkarzinoms durch die **übermäßige Sekretion von Gonadotropinen** (FSH oder LH) hervorgerufen wird [8].

Eine Übersicht über die bislang bekannten und vermuteten Schutz- bzw. Risikofaktoren geben Tab. **3** und **4**.

Tab. 3   Protektive Faktoren für die Entstehung eines Ovarialkarzinoms

Endokrine Schutzfaktoren

- Ovulationshemmer (Risikominderung je nach Dauer der Anwendung um 30 – 80 %)
- Anzahl ausgetragener Schwangerschaften (Risikominderung um 13 – 19 % pro SS)
- Anzahl nicht ausgetragener Schwangerschaften
- Lange Stillperiode (?)

Sonstige Schutzfaktoren

- Hysterektomie oder Tubenligatur (Geringere Blutversorgung? Kein retrograder Transport von Karzinogenen?)
- Fenretinid (synthetisches Retinoid)

Tab. 4   Risikofaktoren für die Entstehung eines Ovarialkarzinoms

- Belastete Familienanamnese
- Alter
- Endokrine Risikofaktoren („natürlich")
    - frühe Menarche (< 11 Jahre)
    - primäre Sterilität
    - polyzystische Ovarien (?)
- Endokrine Risikofaktoren (iatrogen)
    - Anwendung von Clomifen in der Reproduktionsmedizin (?)
    - reine Östrogensubstitution (Risikofaktor für endometrioides und klarzelliges Ovarialkarzinom)
    - Hormonsubstitution > 10 Jahre
- Diätetische Risikofaktoren (?)
    - hoher Anteil an tierischen Fetten
    - hoher Fleischkonsum
    - Adipositas
- Chronische Entzündungen
- Umweltfaktoren
    - Asbest (?)
    - Talk-Puder (?)
    - ionisierende Strahlen (?)

Für die Praxis

- Die Ätiologie des (sporadischen) Ovarialkarzinoms ist ungeklärt
  - „Incessant Ovulation"?
  - Gonadotropin-Hypothese?
  - Exposition gegenüber Karzinogenen via Tube?
- Risikofaktoren
  - Alter
  - belastete Familienanamnese
  - reproduktive Faktoren

3   Hereditäres Ovarialkarzinom

95 % der Ovarialkarzinome treten sporadisch auf, während 5 % auf dem Boden einer erblichen Vorbelastung entstehen. So erhöht sich das Lebenszeitrisiko, an einem Ovarialkarzinom zu erkranken, von 1,6 % bei familiär unbelasteten Frauen auf über 5 %, wenn bei einer Verwandten 1. Grades ein Ovarialkarzinom aufgetreten ist (Tab. 5). Noch stärker gefährdet sind Frauen mit mehreren Ovarialkarzinomfällen in der Familienanamnese. Ist die Erkrankung bei mindestens 2 Verwandten 1. Grades aufgetreten, spricht man von einem hereditären Ovarialkarzinom. Ist bei einer Frau eine Genmutation nachgewiesen, kann das Lebenszeitrisiko 25 bis 50 % betragen.

Tab. **5**   Ovarialkarzinomrisiko bei positiver Familienanamnese (nach [9])

	relatives Risiko	Lebenszeitrisiko
negative Familienanamnese	1	1,6 %
positive Familienanamnese	2,9 – 7,2	4,6 – 11,5 %
1 × 2. Verwandtschaftsgrad	2,9	4,6 %
1 × 1. Verwandtschaftsgrad	3,1 – 3,6	5,0 – 5,7 %
≥ 2 betroffene Verwandte	4,6	7,2 %

3.1   Phänotyp und Genetik

Nach ihrem Phänotyp lassen sich hereditäre Ovarialkarzinome zwei definierten Syndromen zuordnen:

- Das **Brust-Ovarialkarzinom-Syndrom** (hereditary breast-ovarian cancer, **HBOC**) ist für 85 – 90 % aller erblich bedingten Krebsfälle verantwortlich.
- Das **hereditäre nichtpolypöse Kolorektalkarzinom-Syndrom** (**HNPCC**) oder Lynch-Syndrom II ist gekennzeichnet durch Kolorektalkarzinome mit Prädilektion im proximalen Kolon, durch meta-

chrone Kolorektalkarzinome und ein erhöhtes Risiko für verschiedene andere Tumoren, z.B. des Endometriums, der Ovarien und des Magens. Ovarialkarzinome treten bei 5–10% der HNPCC-Patienten auf.

Die meisten Fälle von HBOC gehen auf inaktivierende Mutationen des **BRCA1-Gens**, seltener auf Mutationen des **BRCA2-Gens** zurück (Tab. 6). Der Ausfall dieser Gene fördert die maligne Entartung, da beide Gene entscheidend an Mechanismen der DNA-Reparatur beteiligt sind. Somatische Mutationen von BRCA1 oder BRCA2 sind bei sporadisch auftretenden Mamma- oder Ovarialkarzinomen nur selten (bei höchstens 10% der Patientinnen) nachzuweisen, die Inzidenz steigt jedoch mit zunehmender familiärer Belastung deutlich an (Tab. 7).

Tab. 6   Suszeptibilitätsgene des hereditären Ovarialkarzinoms (nach [10])

Gen	Häufigkeit
BRCA1	80%
BRCA2	15%
MSH2, MLH1, PMS1, PMS2	1–2%
nicht identifiziert	3%

Tab. 7   Wahrscheinlichkeit für die Nachweisbarkeit von BRCA1-/BRCA2-Mutationen in Abhängigkeit von der familiären Belastung mit Mamma- (BC) und/oder Ovarialkarzinomen (OC) (nach [11])

Familienanamnese	Wahrscheinlichkeit
Einzelfall von BC oder OC	< 10%
Einzelfall von BC < 35 Jahre	10%
2 Fälle von BC < 50 Jahre	10–30%
3 Fälle von BC < 50 Jahre oder 4–5 Fälle von BC, kein OC oder je 1 Fall von BC **und** OC	30–50%
> 1 Fall von BC **und** OC oder > 6 Fälle von BC oder > 4 Fälle von BC **und** Fälle von OC	> 50%

Tab. **8** Krebserkrankungsrisiko bei Trägerinnen von BRCA1-/BRCA2-Mutationen [10]

Krebsart	BRCA1	BRCA2
Mammakarzinom (XX)	85 %	80 %
Mammakarzinom (XY)	–	6 %
Ovarialkarzinom	45–65 %	25–30 % OCCR 75 %
Prostatakarzinom	15 %	20 %
andere Tumoren	erhöht	25 %

OCCR = Ovarian Cancer Cluster Region

Das HPNNC-Syndrom ist auf Mutationen von DNA-Mismatch-Repair-Genen zurückzuführen. Die am häufigsten betroffenen Gene sind MSH2, MLH1 und PMS2 (Tab. **6** und **7**).

Liegt bei einer Patientin eine BRCA-Mutation vor, besteht für sie ein extrem hohes Risiko, an einem Mamma- oder Ovarialkarzinom zu erkranken (Tab. **8**).

In folgenden Situationen muss mit hoher Wahrscheinlichkeit von einem hereditären Syndrom ausgegangen werden, so dass ein BRCA-Gentest in Erwägung gezogen werden kann [10]:

- wenn 2 Fälle von Mamma- und/oder Ovarialkarzinom in der Familienanamnese bekannt sind und eine dieser Erkrankungen vor dem 50. Lebensjahr diagnostiziert wurde,
- unabhängig von Alter und Familienanamnese, wenn bei einer Patientin mehr als ein Primärtumor (Mamma- und Ovarialkarzinom) aufgetreten ist.

Über die **klinischen Merkmale** hereditärer Ovarialkarzinome weiß man Folgendes:

- Das mediane Erkrankungsalter ist (insbesondere bei vorliegenden BRCA1-Mutationen) niedriger als bei sporadischen Ovarialkarzinomen.
- Hinsichtlich Histologie und Grading bestehen keine Unterschiede zu den sporadischen Formen.
- Noch nicht beurteilen lässt sich derzeit, ob hereditäre Ovarialkarzinome eine ungünstigere Prognose besitzen als sporadische Ovarialkarzinome.

3.2   Empfehlungen zur primären Prävention

Die **prophylaktische Adnektomie** ist nach neuesten prospektiven Studien eine sehr effektive Maßnahme zur Prävention hereditärer Ovarialkarzinome [12,13,14]. Sie ist bei Frauen mit hohem Ovarialkarzinomrisiko unter folgenden Umständen in Erwägung zu ziehen [12,13,14]:
– Alter über 35 Jahre mit abgeschlossenem Kinderwunsch,
– nachgewiesene Mutation eines Suszeptibilitätsgens oder Verwandte 1. Grades aus Hochrisikofamilien bei negativem oder nicht durchgeführtem Gentest in der Familie.

Zur **medikamentösen Prophylaxe** erscheinen orale Kontrazeptiva und GnRH-Analoga geeignet. In einer Fall-Kontroll-Studie reduzierte die Einnahme oraler Kontrazeptiva das Erkrankungsrisiko von Trägerinnen von BRCA1-/BRCA2-Mutationen um 50%, bei mehr als 6-jähriger Einnahme sogar um 60% [15]. Allgemeine Empfehlungen können aber noch nicht ausgesprochen werden. Studien hierzu sind in Vorbereitung.

Für die Praxis

- Etwa 5% aller Ovarialkarzinome sind hereditären Ursprungs, davon 80% mit BRCA1- und 15% mit BRCA2-Mutationen.
- Wenn in der Familie einer Patientin 1 Mamma- und 1 Ovarialkarzinomfall aufgetreten sind, beträgt die Wahrscheinlichkeit einer Mutation von BRCA1/BRCA2 ca. 30–50%.
- Indikationen für eine BRCA1-/BRCA2-Genanalyse sind:
  - je 1 Mamma- und/oder Ovarialkarzinom in der Familie, eines davon vor dem 50. Lebensjahr
  - mehr als 1 Primärtumor (Mamma- und Ovarialkarzinom) unabhängig von Alter/Anamnese
- Die operative Prävention (Adnektomie) ist eine sehr effektive Maßnahme zur Risikoreduktion.
  - Sie kann bei Alter > 35 Jahren und abgeschlossener Familienplanung sowie bei Mutationsnachweis durchgeführt werden.
- Die medikamentöse Prävention mit oralen Kontrazeptiva erscheint Erfolg versprechend.
- Weitere Informationen zum hereditären Ovarialkarzinom (Charakterisierung und Häufigkeit spezifischer BRCA1-/BRCA2-Mutationen, Analyseverfahren, Arbeitsgruppen, klinische Informationen) bietet das **Konsortium für familiären Brust- und Eierstockkrebs** der Deutschen Krebshilfe auf folgenden Internetseiten:
  - www.pedgen.med.uni-muenchen.de/brca/brca.html
  - www.deutsche-krebshilfe.de

4 Früherkennung, Screening

Die Prognose eines Ovarialkarzinoms ist erheblich günstiger, wenn es bereits in einem frühen, noch lokal begrenzten Stadium (FIGO I – IIa) diagnostiziert wird. 5-Jahres-Überlebensraten von etwa 80 % sind unter diesen Voraussetzungen möglich. Eine Früherkennung könnte daher zu einer erheblichen Verbesserung der Gesamtprognose dieses Tumors führen. Theoretisch könnten besonders Hochrisikogruppen aus Früherkennungsmaßnahmen einen Nutzen ziehen. Mit Ausnahme der wenigen Patientinnen mit einer hereditären Belastung ist es jedoch mit den heute zu Verfügung stehenden Daten und Methoden nicht möglich, eine Frau einer Hochrisikogruppe zuzuordnen.

4.1 Normalpopulation

Gegen ein allgemeines Screening einer Normalpopulation sprechen folgende Fakten:

- Es fehlen charakteristische Frühsymptome.
- Der Krankheitsverlauf ist oft rasch progredient, so dass es während des Screeningintervalls zur Krankheitsmanifestation kommt.
- Infolge der geringen Prävalenz des Ovarialkarzinoms sind die verfügbaren diagnostischen Verfahren (z.B. die transvaginale Sonographie) nicht ausreichend spezifisch.
- Das Screening mit dem Tumormarker CA 125 ist in den frühen Tumorstadien nicht sensitiv genug; in der Prämenopause ergeben sich zudem häufig falsch positive Befunde [16] bei
  - benignen Adnextumoren
  - Endometriose
  - genitalen und peritonealen Infektionen
  - Uterus myomatosus
  - Schwangerschaft
  - Lebererkrankungen.

Das ungerichtete Screening zur Früherkennung von Ovarialkarzinomen in einer Normalpopulation (d.h. bei symptomfreien Frauen ohne hereditäre Belastung) kann derzeit nicht empfohlen werden.

4.2   Risikopopulation

Für Frauen mit familiärer Belastung und/oder gesicherter genetischer Risikokonstellation (vgl. Kapitel 3) wird folgendes Vorgehen, dessen Wert allerdings noch nicht als bewiesen angesehen werden kann, empfohlen:

- halbjährliche Vorsorgeuntersuchungen einschließlich
  - rektovaginaler Untersuchung
  - transvaginaler Sonographie (TVS)
- Bei sonographisch auffälligem Befund zusätzlich Bestimmung von CA 125.
- Liegen in der Postmenopause ein sonographisch auffälliger Befund und ein erhöhter CA 125-Serumspiegel (> 35 U/ml) vor, ist eine weiterführende invasive Diagnostik angezeigt.
- Als verdächtige Befunde bei der TVS gelten [16]:
  - große Tumoren (> 12 cm Prämenopause, > 3 cm Postmenopause)
  - multiple Septierungen
  - irreguläre und dicke Zystenwand oder Septen
  - papilläre oder solide Anteile
  - heterogene Binnenechos
  - Aszites

Für die Praxis

- Ein allgemeines Screening ist nicht sinnvoll.
- Frauen mit familiären bzw. genetischen Risikofaktoren sollten halbjährlich einer Vorsorgeuntersuchung unterzogen werden (rektovaginale Untersuchung + Transvaginalsonographie, ggf. zusätzlich CA 125-Bestimmung).
- Im Falle eines verdächtigen Sonographie- und Markerbefundes ist bei postmenopausalen Frauen eine invasive Diagnostik angezeigt.

5 Dignitätsbeurteilung und präoperative Diagnostik

5.1 Abklärung der Dignität

Ovarialkarzinome im Frühstadium sind in der Regel asymptomatisch, sie werden meist durch Palpation eines Adnextumors oder durch die Ultraschalluntersuchung im Rahmen einer routinemäßigen gynäkologischen Untersuchung entdeckt.

Die Mehrzahl der **palpablen Adnextumoren** ist gutartig. In der Prämenopause liegt der Anteil von Ovarialkarzinomen bei unter 5%.

Differenzialdiagnose

Wichtigste Differenzialdiagnose palpabler Adnextumoren in der Prämenopause: **Follikelzysten.**
→ transvaginale Sonographie: unilokulärer zystischer Tumor, Durchmesser ≤ 6 – 8 cm
→ Anamnese: Risikofaktoren (vgl. Tab. 4)?

■ Invasive Abklärung zystischer Tumoren **in der Prämenopause** indiziert bei:
  – Persistenz über > 3 Menstruationszyklen
  – Wachstumstendenz
  – bei Vorliegen zusätzlicher Risikofaktoren
■ Ein zystischer oder zystisch-solider Adnextumor **in der Postmenopause** muss grundsätzlich immer operativ abgeklärt werden!
  – Ausnahme: unilokuläre, glattwandige, unilaterale Zyste von < 5 cm Durchmesser + negatives CA 125 + vollständige Beschwerdefreiheit. In diesem Fall: → Abwarten bei regelmäßigen Kontrolluntersuchungen.

**Differenzialdiagnostische Wertigkeit
von Untersuchungsverfahren**

- Bimanuelle rektovaginale Palpation
  - wenig aussagekräftig in den Frühstadien
  - in fortgeschrittenen Stadien nutzbar zur Beurteilung von Beweglichkeit, Oberflächenstruktur, Konsistenz, Größe, Druckschmerz, Vorliegen einer Peritonealkarzinose
- Transvaginale Sonographie (B-Bild-Diagnostik)
  - essenzielles Verfahren zur Dignitätsbeurteilung!
  - noch bessere Diskriminierung zwischen benignen und malignen Veränderungen mit Hilfe des Mainzer Scores [17,18] oder eines anderen morphologischen Scores [19,20].
- Farbdoppler und Tumormarker
  - Als isoliertes Verfahren ist die Farbdopplersonographie nicht besser als die zweidimensionale B-Mode-Sonographie.
  - Als zusätzliche Information kann der Farbdoppler-Nachweis einer zentralen Vaskularisation im Adnextumor den diagnostischen Aussagewert der B-Bild-Diagnostik möglicherweise erhöhen.
  - Die zusätzliche Bestimmung von CA 125 verbessert den Aussagewert weiter, vor allem wenn die Aussage aller drei Verfahren übereinstimmt.
- CT und MRT
  - nur bei gezielter Fragestellung (Oberbauch- oder retroperitonealer Befall)
- Diagnostische Laparoskopie
  - im Allgemeinen zur Dignitätsabklärung nicht zwingend erforderlich und risikoreich (Implantationsmetastasen!)

5.2   Präoperative Diagnostik

Die Sicherung der Diagnose und die Stadieneinteilung erfolgen intraoperativ. Bereits vor der Operation sollten jedoch möglichst viele Informationen zur Erkrankung erhoben werden:

- Gynäkologische Untersuchung (bimanuell, beidseitig, rektovaginal)
  - → Tumorgröße, Beweglichkeit, Ausbreitung auf Vagina, Uterus, Douglas, Parametrien, Rektum und Blase
- Allgemeine klinische Untersuchung
  - → Ausschluss anderer Erkrankungen, Erfassung tastbarer Metastasen, Beurteilung des körperlichen Allgemeinzustandes (Operabilität)

■ Laboruntersuchungen
  → präoperativ: Blutbild, Blutzucker, Leber-, Nierenfunktion
  → Tumormarker CA 125 (> 35 U/ml bei ca. 80 % aller Ovarialkarzinome); bei Keimzelltumoren AFP, hCG und LDH, bei Stromatumoren Östradiol und Testosteron (ggf. Inhibin – besonders bei Granulosazelltumoren)
■ Bildgebende Verfahren
  – Abdominal- + Transvaginalsonographie → Tumorausdehnung? Harnstauung? Metastasen?
  – Röntgen-Thorax → Pleuraerguss?
  – Mammographie → Zweitkarzinom?
  – in Einzelfällen ggf. CT, MRT, Röntgenkontrast Darm
■ Endoskopische Untersuchungen (nur in Einzelfällen notwendig)
  → Darmkarzinom? Tumoreinbruch in Darm oder Blase?
■ Die diagnostische Punktion eines zystisch-soliden oder soliden Adnextumors ist **kontraindiziert!**
  – **Ausnahme:** inoperable Patientinnen mit Peritonealkarzinose bzw. Aszites (hier anschließend eventuell primäre Chemotherapie)
  – **aber:** chirurgisch bedingte „Inoperabilität" ist präoperativ nicht sicher zu evaluieren, da bislang keine zuverlässigen Operabilitätsprädiktoren evaluiert sind!
■ Aszitespunktion nur bei ausgeprägter Beschwerdesymptomatik (Gefahr von Bauchdeckenmetastasen!)
■ Indikation zur diagnostischen Punktion eines Pleuraergusses (Zytologie) ist großzügig zu stellen

5.3 Pathologische Diagnostik

■ Die histologische Einordnung der Ovarialkarzinome und anderer Ovarialtumoren erfolgt auf der Grundlage der aktuellen Version der WHO-Klassifikation von 1999 [21].
■ Die intraoperative Schnellschnittuntersuchung gewährleistet keine absolute Sicherheit, daher als Richtlinie:
  – bei unklaren Befunden und angestrebter Fertilitätserhaltung:
    → zweizeitige Operation
  – bei histologisch eindeutigem und klinisch fortgeschrittenem Stadium: → einzeitige Operation

- Aufgrund der histologischen Heterogenität vieler Ovarialtumoren muss das Operationspräparat sorgfältig aufgearbeitet werden:
  - bei kleineren Tumoren Untersuchung von mindestens 3 Gewebeproben
  - bei größeren Tumoren mindestens 1 Gewebeprobe pro cm Tumordurchmesser

Für die Praxis

- Nur 5% aller palpablen Adnextumoren in der Prämenopause sind Ovarialkarzinome!
- Wichtigstes Untersuchungsverfahren zur Beurteilung der Dignität von Palpationsbefunden und zur differenzialdiagnostischen Abgrenzung gegenüber Follikelzysten ist die transvaginale (B-Mode-)Sonographie.
  - Nutzung eines morphologischen Scores zur Erhöhung der diagnostischen Sicherheit.
- Alle zystischen und zystisch-soliden Adnextumoren in der Postmenopause müssen operativ abgeklärt werden!
- Die präoperative Diagnostik umfasst die allgemeine klinische und die gezielte gynäkologische Untersuchung, Laboruntersuchungen (inkl. CA 125), bildgebende Verfahren (Sonographie, Röntgen-Thorax, ggf. CT, MRT, Röntgenkontrastaufnahme des Darms).
- Die diagnostische Punktion eines nicht rein zystischen Adnextumors ist in aller Regel kontraindiziert (Metastasenverschleppung!).

6 Borderline-Tumoren

Etwa 17% aller epithelialen Ovarialtumoren sind so genannte Borderline-Tumoren. Sie stehen in ihrem klinischen Verhalten und ihren morphologischen Eigenschaften zwischen eindeutig benignen Ovarialtumoren (Zystadenome, Adenofibrome) und den eindeutig malignen Ovarialkarzinomen. In der histologischen WHO-Klassifikation der Ovarialkarzinome stellen sie eine eigenständige Einheit dar.

6.1 Diagnostik

■ Borderline-Tumoren sind gekennzeichnet durch eine vermehrte atypische Epithelproliferation ohne destruierendes invasives Wachstum. Für die Diagnosestellung sind mindestens 2 der folgenden Kriterien erforderlich:
  - Papillenbildung
  - mehrreihiges Epithel
  - erhöhte Mitosezahl
  - nukleäre Atypie
■ Schwierige Einordnung und hohe Fehlbeurteilungsrate! Die Zweitbeurteilung durch ein gynäkologisches Referenzlabor ist daher empfehlenswert.
■ Bei unzureichender Erstoperation ist umgehend eine Komplettierung in einem gynäkologisch-onkologischen Zentrum vorzunehmen.

6.2 Prognose

Die Prognose der Borderline-Tumoren ist insgesamt günstig (Tab. 9). Anhand von FIGO-Stadium, histologischem Typ und Lebensalter lassen sich zwei Risikogruppen eingrenzen:
- sehr niedriges Risiko (Überlebensrate nahezu 100%)
  FIGO Ia + seröser oder muzinöser Typ + Alter < 40 Jahre
- hohes Risiko (Überlebensrate 25%)
  a) FIGO II oder III + seröser oder muzinöser Typ + Alter > 70 Jahre
  b) FIGO III + nicht seröser oder muzinöser Typ unabhängig vom Alter

Tab. **9**   Prognose der Borderline-Tumoren in Abhängigkeit von Tumorstadium [22] und histologischem Typ [23]

	5-JÜR	10-JÜR	15-JÜR
FIGO-Stadium			
I	98%	97%	96%
II	80%	73%	73%
III	80%	73%	73%
Histologie			
serös	90%	90%	–
muzinös	97%	95%	–

Zu beachten sind inbesondere die hohen 15-Jahres-Überlebensraten!

6.3   Operative Therapie

- Die operative Therapie von Borderline-Tumoren basiert auf einem sorgfältigen chirurgischen Staging analog den Prinzipien beim Ovarialkarzinom (Tumorentfernung mit angepasster Radikalität inkl. abdomineller Inspektion mit Gewinnung einer abdominellen Spülzytologie und peritonealen Biopsien).
- Eine pelvine und paraaortale Lymphonodektomie kann auch bei fortgeschrittenem Stadium und klinisch unauffälligen Lymphknoten nicht empfohlen werden.
- Bei muzinösen Boderline-Tumoren besteht die Möglichkeit eines simultanen muzinösen Tumors des Blinddarms. Daher ist im Rahmen der Staging-Laparotomie stets eine Appendektomie anzustreben.
- Bei **postmenopausalen Patientinnen** entspricht die operative Vorgehensweise der beim Ovarialkarzinom (abdominelle Hysterektomie mit bilateraler Adnektomie und Omentektomie, bei den seltenen fortgeschrittenen Tumoren möglichst optimales Debulking).
- Bei **prämenopausalen Patientinnen** mit bestehendem Kinderwunsch kann im Stadium FIGO I fertilitätserhaltend vorgegangen werden (einseitige Adnektomie).
  - Voraussetzung: eine intensive qualifizierte Nachbetreuung ist gewährleistet!
- Der Nutzen einer (adjuvanten) Chemotherapie ist nicht belegt, sie kann nicht routinemäßig empfohlen werden.

Für die Praxis ▬▬▬▬▬▬▬▬▬▬▬▬▬▬▬▬▬▬▬▬▬▬▬

- Borderline-Tumoren sind schwierig zu diagnostizieren.
  → Zweitbeurteilung des histologischen Präparats durch ein gynäkologisches Referenzlabor!
  → ggf. nachträgliche Komplettierung der Operation in einem Zentrum.
- Bei prämenopausalen Patientinnen ist im Stadium FIGO I ein fertilitätserhaltendes operatives Vorgehen möglich.
- In der Postmenopause ist die Radikaloperation die Methode der Wahl.
- Eine (adjuvante) Chemotherapie ist nicht indiziert.
- Präzise Falldokumentation (zentrale Daten- und Präparatesammlung) und intensive Nachsorge sind obligat.

7 Operation in den Frühstadien eines Ovarialkarzinoms

Bei etwa 30% der Patientinnen mit einem Ovarialkarzinom ist die Erkrankung zum Zeitpunkt der Diagnosestellung auf das kleine Becken begrenzt (Stadium FIGO I oder II). In diesen Frühstadien ist die Prognose noch relativ gut, die 5-Jahres-Überlebensrate liegt bei 60% bis über 90%.

7.1 Inspektion und Staging

Wichtige Voraussetzungen für einen dauerhaften Therapieerfolg sind:

- **ein exaktes und systematisches intraoperatives Staging** und
- **eine vollständige Entfernung aller makroskopisch erkennbaren Tumormanifestationen.** Dies ist nur bei Zugang über einen **medianen Längsschnitt** erreichbar!

Bei einer nicht unerheblichen Zahl von Patientinnen, bei denen aufgrund einer ersten, unzureichenden Staging-Laparotomie (z.B. mit Querschnitt) von einem lokalisierten Tumorbefall ausgegangen wurde, muss nach einer konsequenten fachgerechten Staginguntersuchung ein „Upstaging" vorgenommen werden [24]!

In Tab. **10** sind alle Untersuchungs-/Befundungsschritte in sinnvoller Reihenfolge aufgeführt. Jede noch so kleine makroskopisch erkennbare oder palpierbare Auffälligkeit muss durch Biopsie gesichert werden.

Tab. 10 Operation beim lokalisierten, invasiven Ovarialkarzinom. Sinnvolle Vorgehensweise bei der abdominellen Inspektion und Befunderhebung (modifiziert nach [25])

- Abdominalzytologie (Peritonealflüssigkeit/Aszites oder Spülung mit 100 – 200 ml Kochsalzlösung)
- beide Ovarien
- Uterus und Tuben
- kleines Becken (auch bei normalem Befund Biopsien aus Douglas, Ligg. sacrouterina, Beckenwänden, Blasenumschlag)
- Sigma/Rektum
- Dünndarm, Appendix, Dickdarm inkl. Mesenterien
- Biopsien aus Bauchwand und parakolischen Rinnen
- Netz
- Magen
- Leber, Milz
- Biopsien/zytologische Abstriche von beiden Zwerchfellkuppeln
- Retroperitoneum: Nieren, Pankreas
- Pelvine und paraaortale Lymphknoten

7.2 Operative Theraple

Die chirurgische Therapie besteht aus der Entfernung der folgenden Strukturen:
- **beide Adnexe und Uterus** (hohe Absetzung der **Ovarialgefäßbündel** – Arterien nahe der Einmündung in die Aorta, Venen rechts im Bereich der Vena cava inferior, links nahe der Einmündung in die Vena renalis)
- **Beckenperitoneum** (bei Verwachsungen im kleinen Becken oder makroskopisch erkennbaren Tumorabsiedlungen; extraperitoneales Vorgehen)
- **großes Netz**
- **pelvine und paraaortale Lymphknoten** bis Vena renalis

Der Primärtumor sollte in toto reseziert werden, um eine Tumorzellaussaat im Abdominalraum zu vermeiden.

Fertilitätserhaltende Operation

- Bei jungen Patientinnen (< 35 Jahre) mit bestehendem Kinderwunsch ist bei Tumoren des Stadiums FIGO Ia (Grad 1, u.U. auch Grad 2) eine fertilitätserhaltende Therapie mit Verbleiben des Uterus und des kontralateralen Ovars vertretbar.
  – **Voraussetzung: adäquates fachgerechtes Staging!**

Nur bei Vorliegen eines makroskopisch auffälligen Befundes am kontralateralen Ovar sollte von dort eine Probebiopsie genommen werden. Die früher empfohlene Keilexzision bzw. die weite Exzision ist heute nicht mehr indiziert [26].

Das Rezidivrisiko im kontralateralen Ovar beträgt ca. 5 – 7 %. In der Regel sollten daher nach Abschluss der Familienplanung die Hysterektomie und Adnexexstirpation nachgeholt werden.

Für die Praxis

- Ein adäquates intraoperatives Staging inklusive Spülzytologie und Peritonealbiopsien ist zwingend erforderlich.
- Der abdominelle Zugang erfolgt über einen Längsschnitt.
- Die operative Therapie umfasst die Hysterektomie, bilaterale Adnektomie, Omentektomie und pelvine und paraaortale Lymphonodektomie.
- Der Tumor sollte nach Möglichkeit in toto reseziert werden.
- Im Stadium FIGO Ia Grad 1 (Grad 2?) ist die Fertilitätserhaltung vertretbar.

8   Adjuvante Therapie in den Frühstadien

Die Indikation zu einer adjuvanten Chemotherapie des frühen Ovarialkarzinoms basiert auf den Ergebnissen einer gemeinsamen Auswertung
der beiden randomisierten Phase-III-Studien ACTION (Adjuvant Clinical
Trial in Ovarian Neoplasm) und ICON-1 (International Collaborative
Ovarian Neoplasm studies) [27].

- Einschlusskriterien ACTION: Stadium Ia/Ib Grad 2/3, Ic/IIa alle Grade,
  klarzellige Karzinome Stadium I – IIa alle Grade
- Einschlusskriterien ICON-1: alle Patientinnen, bei denen sich der behandelnde Arzt bezüglich der Indikation zu einer adjuvanten Therapie unsicher war
- Randomisierung von zusammen 923 Patientinnen
- Beobachtung (Chemotherapie erst bei Rezidiv) vs. sofortige adjuvante Platin-Chemotherapie
- primärer Endpunkt: Überleben

Diese Studien führten nach einer medianen Beobachtungszeit von 5,5
Jahren zu folgenden Ergebnissen:

- Die adjuvante platinhaltige Chemotherapie erhöhte die **rezidivfreie
  5-Jahres-Überlebensrate** von 65 auf 76%, d. h. um 11 Prozentpunkte
  (95%-Konfidenzintervall 5 – 16%; Hazard Ratio 0,64, p = 0,001).
- Die adjuvante platinhaltige Chemotherapie erhöhte die **5-Jahres-Ge-
  samtüberlebensrate** von 75 auf 82%, d. h. um 7 Prozentpunkte (95%-
  Konfidenzintervall 2 – 11%; Hazard Ratio 0,68, p = 0,01).
- Es gab keine gesicherten Hinweise darauf, dass der Nutzen der adjuvanten Chemotherapie in einer bestimmten Subgruppe (Alter, Histologie, Grading) größer oder kleiner ist.

8.1   Empfehlungen

Anhand dieser Studien und der begrenzten Evidenz aus anderen randomisierten und nichtrandomisierten Studien lassen sich folgende vor-
läufige Empfehlungen ableiten (Abb. 3):

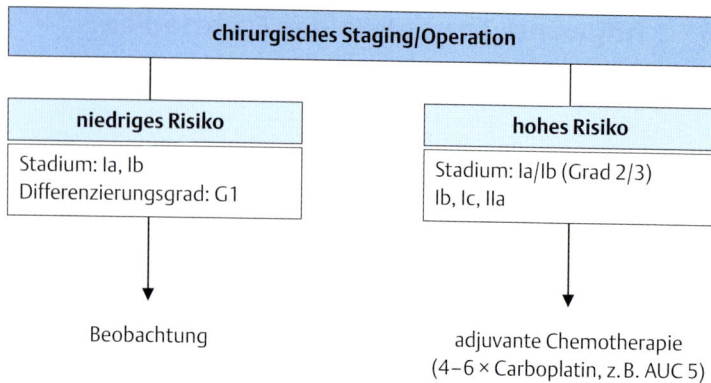

Abb. 3   Indikation für die adjuvante Chemotherapie in den Frühstadien des Ovarialkarzinoms.

- Patientinnen mit einem hochdifferenzierten Ovarialkarzinom **Stadium FIGO Ia/Ib (Grad 1)** benötigen wegen ihres geringen Rezidivrisikos (5-Jahres-Überlebensrate > 90 %) keine adjuvante Chemotherapie.
- Alle anderen Patientinnen (**Stadium FIGO Ia/Ib Grad 2/3, Ic, IIa**) sollten eine adjuvante Chemotherapie erhalten.
- Standard bei der adjuvanten Chemotherapie sind derzeit 4 – 6 Zyklen einer platinhaltigen Chemotherapie (**Carboplatin**, z. B. AUC 5 oder **Cisplatin**).
- Empfehlungen zugunsten einer Kombinationschemotherapie (z. B. Carboplatin + Paclitaxel) lassen sich aufgrund fehlender Studiendaten noch nicht aussprechen.

Für die Praxis

- Eine adjuvante Therapie kann ein insuffizientes chirurgisches Staging nicht kompensieren!
- Bis auf Patientinnen des Stadiums Ia mit hochdifferenzierten Tumoren profitieren wahrscheinlich alle Patientinnen von einer adjuvanten Chemotherapie.
- Adjuvante Therapie der Wahl sind 4 – 6 Zyklen einer platinhaltigen Therapie (Carboplatin, z. B. AUC 5 oder Cisplatin).
- Unklar ist, ob die Kombinationstherapie mit Carboplatin + Paclitaxel Vorteile gegenüber der Monotherapie bietet.

9 Operation beim fortgeschrittenen Ovarialkarzinom

9.1 Vorbemerkungen

Der Erfolg der Primäroperation, gemessen an der Vollständigkeit der Tumorresektion (Resttumorgröße), ist von überragender Bedeutung für eine mögliche Heilung bzw. die Überlebenszeit einer Patientin mit fortgeschrittenem Ovarialkarzinom. Die Wirksamkeit der postoperativen primären Chemotherapie nimmt mit der Reduktion der Tumormasse exponentiell zu.

Abb. 4 zeigt den Zusammenhang zwischen der Häufigkeit einer maximalen zytoreduktiven Chirurgie (in Prozent der Patientinnen pro Studienkollektiv) und der medianen Überlebenszeit. Die Daten beruhen auf den Ergebnissen einer Metaanalyse von 53 Einzelstudien unter Einbeziehung von 6885 Patientinnen, die alle postoperativ mit einer Platin-Chemotherapie behandelt wurden [28]. Als entscheidende Variable für das Überleben erwies sich auch in der multivariaten Analyse der prozentuale Anteil von Patientinnen pro Studie mit maximaler zytoreduktiver Chirurgie (Tab. 11).

- In der Regel liegen nur an einer Universitätsklinik oder einer Klinik der Maximal- bzw. Schwerpunktversorgung ausreichende **Voraussetzungen für eine optimale prä-, intra- und postoperative Behandlung** fortgeschrittener Ovarialkarzinome vor. Hierzu gehören:
  - Expertise (Spezialisierung des Operateurs)
  - Anästhesie/Intensivtherapie (lange Operationsdauer von median 5 – 7 Stunden, Komplikationsrisiko)
  - Transfusionskapazität (meist Blutverlust > 1000 ml)
  - Möglichkeit der operativen Interdisziplinarität (z. B. Darmresektionen)
  - Möglichkeit der postoperativen Chemotherapie nach dem neuesten Stand der medizinischen Wissenschaft

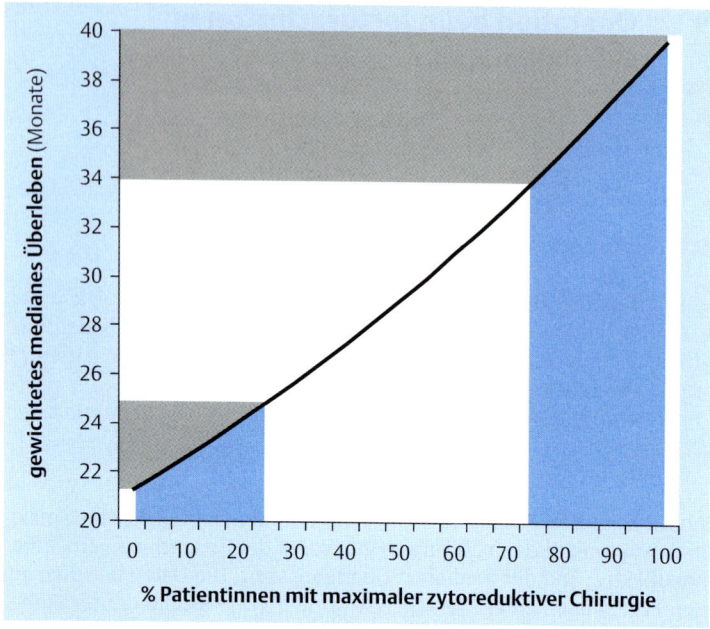

Abb. 4 Einfache lineare Regressionsanalyse zum Zusammenhang zwischen der medianen Überlebenszeit und dem prozentualen Anteil von Patientinnen (pro Studienkollektiv) mit maximaler zytoreduktiver Chirurgie (nach [28]).

■ Leider werden in Deutschland nach wie vor viele Patientinnen in Krankenhäusern behandelt, die nicht alle diese Voraussetzungen bieten. Die Chancen der Therapie werden daher nicht in vollem Maße genutzt (siehe Kapitel 1.1). Die Ärzte der Primärversorgung sollten dies wissen und bei ihren Entscheidungen berücksichtigen.

■ Stellt sich erst nach der Eröffnung und Inspektion des Bauchraums heraus, dass für die adäquate Resektion eines fortgeschrittenen Befundes die personellen und technischen Möglichkeiten vor Ort nicht ausreichen, sollte der Eingriff als Probelaparotomie beendet und die Patientin möglichst umgehend in ein spezialisiertes Zentrum verlegt werden (siehe Kap. 9.4).

Tab. 11 Einfluss verschiedener Variablen auf die mediane Überlebenszeit von Patientinnen mit fortgeschrittenem Ovarialkarzinom. Ergebnisse einer multiplen linearen Regressionsanalyse auf der Datenbasis von 53 Einzelstudien (nach [28])

Variable	%	Änderung der medianen Überlebenszeit bei Zunahme um	95% KI oder KG	p
% der Patientinnen mit maximaler Tumorreduktion	5,5	10%	3,3 – 7,8	< 0,001
Publikationsjahr	2,8	1 Jahr	0,9 – 4,6	0,004
Dosisintensität von Platin	0,8	10%	– 0,7; 2,3	0,911
kumulative Platindosis	1,4	1 Einheit	– 1,9; 4,7	0,377
Stadium IV (%)	– 2,2	10%	– 8,5; 4,1	0,495
Altersmedian	– 0,9	1 Jahr	– 3,1; 1,2	0,371

KI = Konfidenzintervall; KG = Konfidenzgrenzen

9.2 Operationsplanung und -durchführung

Vorbereitende Maßnahmen

- Unabdingbar ist die **interdisziplinäre Planung** des operativen Eingriffs des gynäkologischen Onkologen mit einem Abdominalchirurgen und ggf. Urologen, da in 20 – 35% mit Darmresektionen, gelegentlich auch mit Blasenteilresektionen gerechnet werden muss.
- Möglichst genaue Exploration des Umfangs des Tumorbefalls mittels rektovaginaler Untersuchung und bildgebender Verfahren (Transvaginal- und Oberbauchsonographie, in Einzelfällen Rekto- und/oder Koloskopie, Zystoskopie, CT usw.).
- Beurteilung der Operabilität der Patientin; ungünstige Operabilitätsparameter [29] sind
  - Myokardischämie
  - Kachexie
  - chronisch-obstruktive Atemwegserkrankung
  - Serumalbumin < 2,8 g/dl
  - Gesundheitszustand ASA ≥ III
  - nachgewiesene viszerale Metastasen (z. B. Leber)
- Präoperative orthograde Darmspülung.

■ Bei ausgedehntem Befall der Beckenwand kann die retrograde Einlage von Ureterkathetern die intraoperative Ureterpräparation erleichtern.

Ausmaß der Radikalität

■ **Ziel der Operation ist die möglichst vollständige Resektion aller Tumormanifestationen (Tumorrest 0 cm oder zumindest < 0,5 – 1 cm). Dies ist die unabdingbare Voraussetzung für eine mögliche Heilung durch die anschließende Chemotherapie.**

■ **Im Stadium FIGO IV wird bei intraabdominal erreichbarem Tumorrest < 1 cm genauso radikal operiert wie im Stadium FIGO III.**

■ Operativer Zugangsweg (**Längsschnitt**) und **intraoperative Diagnostik** entsprechen denen beim frühen Ovarialkarzinom (s. Tab. **10**); bei ausgedehnter Peritonealkarzinose sind allerdings Biopsien von nicht befallenen Stellen überflüssig.

■ **Nach Möglichkeit sollten bei der Operation folgende Strukturen reseziert werden:**
  – beide Adnexe + Uterus, hohes Absetzen der Ovarialgefäßbündel (siehe Kap. 7.2)
  – bei Befall auch das Peritoneum des kleinen Beckens
  – befallenes (parietales) Peritoneum einschließlich des Zwerchfellperitoneums
  – Appendix vermiformis
  – Omentum majus (infrakolisch), bei Befall infragastolisch
  – pelvine und paraaortale Lymphknoten bis zur Vena renalis
    Anmerkung: Für die pelvine und paraaortale Lymphonodektomie konnte bisher nur bei Patientinnen mit einem Resttumor < 1 cm ein Überlebensvorteil beobachtet werden, und dieser war auch nur dann signifikant, wenn eine palpable Lymphknotenvergrößerung vorlag [30]. Unklar ist, ob auch Patientinnen mit nicht palpabler Lymphknotenvergrößerung von der Lymphonodektomie profitieren.

■ **Wenn durch die nachfolgenden Maßnahmen ein Tumorrest < 1 cm erreichbar ist, zusätzlich:**
  – Resektion des Omentum minus
  – Resektion von befallenen Darmabschnitten (möglichst ohne Anus praeter); im Falle eines vorliegenden Konglomerattumors von Adnexe, Uterus und Sigma/Rektum ist eine En-bloc-Resektion des inneren Genitale zusammen mit dem Rektosigmoid sinnvoll
  – ggf. Blasenteilresektion

- Die Indikation zu **oberbauchchirurgischen Eingriffen** (z. B. Splenektomie, Pankreasteilresektion) muss aufgrund der erheblichen perioperativen Morbidität und Mortalität individuell gestellt werden.
- Ist während der Operation absehbar, dass **größere Tumorreste** zurückbleiben werden, sollten darmchirurgische Eingriffe oder chirurgische Maßnahmen an den harnableitenden Organen nur dann vorgenommen werden, wenn funktionell bedeutsame Stenosen vorliegen (bei Befall des Ureters: distale Ureterresektion mit Neuimplantation). Auf die Resektion der in den vorangegangenen Punkten genannten Strukturen (Omentum minus, pelvine und paraaortale Lymphknoten, Splenektomie, Pankreasteilresektionen usw.) kann im Falle größerer Tumorreste ebenfalls verzichtet werden.

9.3 Second-look-Operation

Als Second-look-Operation bezeichnet man die aus diagnostischen Gründen vorgenommene Zweitlaparotomie beim Ovarialkarzinom, wenn nach Operation und Chemotherapie eine klinisch, laborchemisch und apparativ gesicherte Komplettremission vorliegt.

Die Second-look-Operation gilt heute als obsolet, denn
- der Nachweis der mikroskopischen Tumorfreiheit hat keinen Einfluss auf die Prognose der Patientinnen (etwa 50% entwickeln innerhalb der nächsten 2 Jahre ein Rezidiv)
- der Nachweis eines Resttumors hat ebenfalls keine prognostischen Konsequenzen: Weder eine bei der Second-look-Operation durchgeführte Tumorreduktion noch eine anschließende Second-line-Chemotherapie verlängern die Überlebenszeit

9.4 Komplettierungsoperation

Eine Nachoperation ist nur sinnvoll, wenn beim ersten Eingriff die apparativen, strukturellen und personellen Möglichkeiten für eine radikale Tumorresektion fehlten. Für die Komplettierungsoperation gelten die gleichen Radikalitätsansprüche wie für die Primäroperation, denn je geringer der Resttumor, desto größer sind die Chancen der anschließenden Chemotherapie [31]. Diese Operation sollte so früh wie möglich – spätestens nach drei Zyklen Chemotherapie – durchgeführt werden. Bei inadäquater Primäroperation lässt sich durch eine radikale Tumorreduktion (Debulking) nach drei Zyklen Chemotherapie das progressionsfreie Intervall und die Gesamtüberlebenszeit verlängern (Abb. **5**) [32].

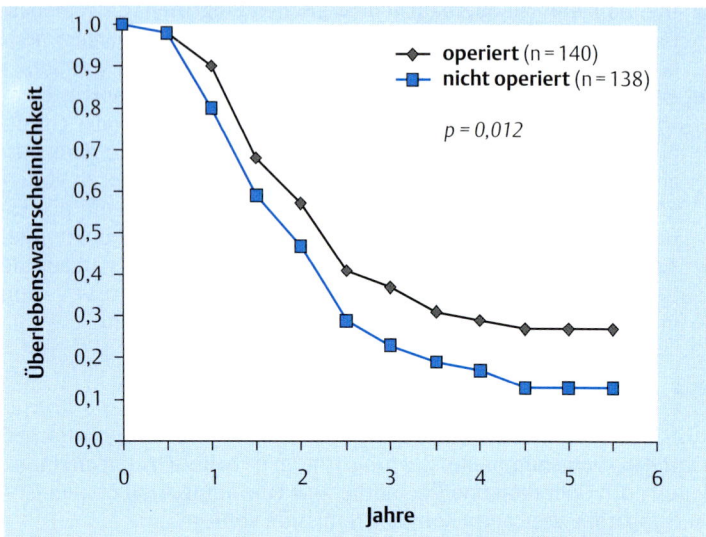

Abb. **5**   Gesamtüberleben bei Patientinnen mit Ovarialkarzinom und Induktionschemotherapie in Abhängigkeit von einem sekundären Debulking (modifiziert nach [32]). Beachte: Die Primäroperation musste nicht von einem gynäkologisch-onkologisch versierten Operateur durchgeführt worden sein, hier genügte vielfach lediglich eine histologische Sicherung der Diagnose.

9.5   Sekundäres Debulking (Interventionslaparotomie)

Ist die Primäroperation adäquat durchgeführt worden, so haben die Patientinnen von einem sekundären Intervalldebulking **keinen** Vorteil, auch dann nicht, wenn der Tumor auf die primäre Chemotherapie angesprochen hat. Dies ist eindrucksvoll durch kürzlich vorgestellte Ergebnisse einer prospektiv randomisierten Studie gezeigt worden [33].

9.6   Debulking nach präoperativer (neoadjuvanter) Chemotherapie

Ob Patientinnen mit ungünstiger Ausgangssituation (z.B. großes Aszitesvolumen, diffuse Peritonealkarzinose) von einer präoperativen Chemotherapie mit anschließendem Debulking profitieren können, ist unklar. Bis heute sind keine zuverlässigen Operabilitätsindikatoren, d.h.

Faktoren, die vor einer Operation etwas über die chirurgische Operabilität aussagen, etabliert. **Deshalb ist die präoperative Chemotherapie außerhalb von klinischen Studien nicht indiziert.** Eine randomisierte Phase-III-Studie zu dieser Fragestellung wird derzeit von der EORTC durchgeführt.

Für die Praxis

- Das Ziel der Primäroperation des fortgeschrittenen Ovarialkarzinoms besteht in einer möglichst vollständigen Tumorresektion.
- Die Operation sollte in einem gynäkologisch-onkologischen Zentrum erfolgen, weil dort die günstigsten Voraussetzungen für eine optimale prä-, intra- und postoperative Behandlung vorliegen.
- Im Stadium FIGO IV wird bei erreichbarem Tumorrest < 1 cm (z. B. bei alleinigem Vorliegen eines malignen Pleuraergusses) genauso radikal operiert wie im Stadium FIGO III.
- Ist während der Operation abzusehen, dass größere Tumorreste zurückbleiben, ist der Radikalitätsanspruch zu relativieren, um die akute Morbidität und Mortalität zu begrenzen.
- Auf eine Second-look-Operation ist wegen ihres fehlenden Nutzens zu verzichten.
- Eine Komplettierungsoperation ist lediglich nach Probelaparotomie indiziert.
- Nach adäquat durchgeführter Primäroperation bringt ein sekundäres Debulking keinen Vorteil, auch dann nicht, wenn der Tumor auf die primäre Chemotherapie angesprochen hat.

10 Chemotherapie des fortgeschrittenen Ovarialkarzinoms

10.1 Primäre Chemotherapie

Die Entwicklung des derzeitigen Standards

Die zweite Säule in der Behandlung des fortgeschrittenen Ovarialkarzinoms ist neben der Operation die Chemotherapie. Durch Metaanalysen der „Advanced Ovarian Cancer Trialists' Group" (AOCTG) verfügen wir über evidenzbasierte Aussagen zur medikamentösen Therapie des Ovarialkarzinoms von hohem wissenschaftlichen Niveau [34]. Diese Metaanalysen erlauben folgende Aussagen zur medikamentösen Therapie des fortgeschrittenen Ovarialkarzinoms bis Mitte der 90er Jahre (Tab. **12**):

- Platinhaltige Polychemotherapien sind wirksamer als Monotherapien ohne Platinderivate.
- Platinhaltige Polychemotherapien sind wirksamer als Polychemotherapien ohne Platin.
- Platinhaltige Polychemotherapien sind wirksamer als Platinmonotherapien.
- Cis- und Carboplatin unterscheiden sich weder als Mono- noch als Teil einer Kombinationschemotherapie hinsichtlich ihrer Wirksamkeit.

Die Bedeutung von **Paclitaxel in der Primärtherapie** wurde erstmals 1996 gezeigt und später in anderen Studien bestätigt [35,36,37]. In der Studie GOG-111 [35] induzierte Cisplatin/Paclitaxel eine höhere Remissionsrate als Cisplatin/Cyclophosphamid (73% vs. 60%), das progressionsfreie Überleben war signifikant länger, ebenso das Gesamtüberleben (38 vs. 24 Monate). Damit war die Kombinationstherapie mit Cisplatin und Paclitaxel zum neuen Standard geworden. Die Ergebnisse von GOG-111 wurden durch eine Intergroup-Studie im Prinzip bestätigt [36].

Aufgrund seiner Nephro- und Neurotoxizität wurde Cisplatin als Kombinationspartner von Paclitaxel gegen Carboplatin ausgetauscht [37,38,39]. Es konnte gezeigt werden, dass die Kombination Carbopla-

Tab. **12** Ergebnisse der Metaanalyse der AOCTG [34] zur Primärtherapie beim fortgeschrittenen Ovarialkarzinom im Stadium FIGO IIb–IV

Therapie	Anzahl Studien	Anzahl Patientinnen	Risikoreduktion Mortalität (Hazard Ratio, HR), Konfidenzintervall (KI)	2-JÜR	5-JÜR	p
Monotherapie ohne Platin/ platinhaltige Polychemotherapien	11	1329	7%, HR = 0,93, KI = 0,83 – 1,05	45% 48%	25% 28%	0,23
Polychemotherapie ohne Platin/ Platin/platinhaltige Polychemother.	9	1704	12%, HR = 0,88, KI = 0,79 – 0,98	45% 50%	25% 30%	0,02
Platinmonotherapie/ platinhaltige Polychemotherapien	9	1095	9%, HR = 0,91, KI = 0,80 – 1,05	45% 48%	25% 28%	0,21
Cisplatin/Carboplatin	12	2219	2%*, HR = 1,02, KI = 0,93 – 1,12	+ 3%**	+ 4%**	0,74

* Unterschied zugunsten von Cisplatin bei Gesamtbetrachtung. Angesichts des Konfidenzintervalls könnte man einen minimalen Unterschied zugunsten beider Substanzen, je nach Berechnungsweise, annehmen (vgl. auch 2- und 5-Jahres-Überlebensrate).
** Absolutzahlen nicht angegeben.

tin/Paclitaxel gleich wirksam ist wie die Kombination Cisplatin/Paclitaxel, dass jedoch Carboplatin/Paclitaxel eine geringere Toxizität aufweist. Dies führt auch zu einer verbesserten Lebensqualität.

Somit gilt heute:

- **Standard-Chemotherapie außerhalb klinischer Studien ist die Kombination von Carboplatin und Paclitaxel.**
  - Carboplatin AUC 5 + Paclitaxel 175 mg/m^2 als 3-h-Infusion 6 Zyklen, alle 3 Wochen
- Eine gleich wirksame, allerdings toxischere und mit schlechterer Lebensqualität einhergehende Alternative ist die Kombination Cisplatin/Paclitaxel, z.B.
  - Cisplatin 75 mg/m^2 + Paclitaxel 135 mg/m^2 (24-h-Infusion) oder
  - Cisplatin 75 mg/m^2 + Paclitaxel 175 mg/m^2 (3-h-Infusion)

Wegen des akuten und langfristigen Toxizitätsrisikos sollte die Chemotherapie von Ärzten verabreicht werden, die mit den Nebenwirkungen von Zytostatika und deren Management vertraut sind.

> Am besten erfolgt die Behandlung in einem spezialisierten Zentrum oder im Rahmen einer zertifizierten klinischen Studie. Dort ist am ehesten gewährleistet, dass Auswahl und Verabreichung der Chemotherapie dem aktuellen Standard entsprechen. Die Teilnahme an einer randomisierten Studie trägt zudem zu einer weiteren Optimierung der Therapie bei.

Versuche zur weiteren Optimierung

Man hat in den letzten Jahren versucht, die medikamentöse Therapie des fortgeschrittenen Ovarialkarzinoms weiter zu verbessern, ist dabei aber noch nicht zu schlüssigen Ergebnissen gelangt.

- Wie aus einer Vielzahl randomisierter Studien hervorgeht, lässt eine **Erhöhung der Dosisintensität von Platin** um maximal den Faktor 2 keine Vorteile gegenüber einer konventionellen Dosierung (Carboplatin AUC 4–5) erwarten.
- Zum Nutzen einer weiteren Dosisintensivierung mittels **Hochdosischemotherapie** mit Stammzellunterstützung liegen derzeit keine gesicherten Erkenntnisse vor.
- Es gibt auch keine fundierten Hinweise darauf, dass eine **Erhöhung der kumulativen Gesamtdosis von Platin** zu besseren Behandlungs-

ergebnissen führt. **Eine Verlängerung der primären Chemotherapie gegenüber dem Standard von 6 Zyklen ist daher zum gegenwärtigen Zeitpunkt nicht begründbar.**

■ Metaanalysen lassen einen Vorteil von etwa 7 % beim Überleben zugunsten einer **anthrazyklinhaltigen Kombination** möglich erscheinen [40]. Zur Zeit wird deshalb untersucht, ob sich die Effektivität der Kombination Carboplatin/Paclitaxel durch Anthrazykline wie Epirubicin oder liposomales Doxorubicin steigern lässt. Wirksamkeitsdaten aus diesen Studien liegen allerdings noch nicht vor.

■ Auch Belege für eine Effektivitätssteigerung der Kombination Carboplatin/Paclitaxel durch **Hinzunahme anderer Substanzen** wie Topotecan oder Gemcitabin stehen noch aus. Entsprechende Studien werden zur Zeit durchgeführt.

■ Der **Ersatz von Paclitaxel durch Docetaxel** scheint die Wirksamkeit nicht zu verbessern [41,42]. Das progressionsfreie Überleben ist identisch und Daten zum Gesamtüberleben wurden noch nicht vorgelegt. Man hat lediglich eine Verschiebung des Toxizitätsspektrums festgestellt: im Paclitaxel-Arm mehr Neurotoxizität, im Docetaxel-Arm mehr hämatologische Toxizität. Unterschiede in der Lebensqualität waren nicht vorhanden. Somit besteht derzeit keine Veranlassung, Paclitaxel gegen Docetaxel auszutauschen.

10.2 Konsolidierungstherapie

Obwohl mit der derzeitigen Standardtherapie (Carboplatin/Paclitaxel) hohe Remissionsraten erreicht werden, erleidet ein Großteil der Patientinnen später ein Rezidiv. Auf dieser Beobachtung gründet sich das Konzept der Konsolidierungstherapie. Sie dient dem Zweck, verbliebene vitale Tumorzellen vollständig zu eliminieren.

Mittlerweile wurden verschiedene Studien (teilweise randomisiert) mit verschiedenen Therapiemodalitäten zur Konsolidierung nach Primärtherapie durchgeführt:

– Weiterführung der primären Chemotherapie
– andere Chemotherapie
– Hochdosis-Chemotherapie mit Stammzelltransplantation
– intraperitoneale Chemotherapie
– Strahlentherapie
– unspezifische Immuntherapie (Interferon-α) oder gerichtete Radioimmuntherapie (antikörpergekoppelte Radionuklide)

Nach den bislang vorliegenden Ergebnissen steht derzeit keine Form der Konsolidierungstherapie zur Verfügung, die bei Patientinnen mit

Remission nach Paclitaxel/Carboplatin eine Verbesserung von progressionsfreiem Intervall und Gesamtüberlebenszeit erzielen kann.

> Eine Konsolidierungstherapie ist deshalb als experimentell anzusehen und sollte außerhalb klinischer Studien nicht durchgeführt werden.

Für die Praxis

- Platin ist für die primäre Chemotherapie unverzichtbar.
- Die Kombination Carboplatin/Paclitaxel bietet derzeit die günstigste Relation von Wirksamkeit und Verträglichkeit.
- Standardtherapie ist Carboplatin AUC 5 + Paclitaxel 175 mg/m^2 (3-h-Infusion) alle 3 Wochen, insgesamt 6 Zyklen.
- Eine Verlängerung oder Dosiseskalation der primären Chemotherapie oder die Addition anderer Zytostatika ist außerhalb klinischer Studien nicht indiziert.
- Für eine Konsolidierungstherapie nach Paclitaxel/Carboplatin fehlt derzeit die wissenschaftliche Evidenz.

11   Rezidivtherapie

Trotz Primärtherapie mit Carboplatin/Paclitaxel erleidet mehr als die Hälfte der Patientinnen mit fortgeschrittenem Ovarialkarzinom ein Rezidiv.

- Weitaus häufigste Rezidivmanifestation ist die **Peritonealkarzinose,** die zumeist mit Aszitesbildung einhergeht.
  Nachweis: Klinische und gynäkologische Untersuchung (Tumorknoten im Douglas), Sonographie.
- Selten sind **lokale und lokoregionäre Rezidive,** die auf das kleine Becken begrenzt sind (ca. 20%).
  Nachweis: Gynäkologische Untersuchung und Sonographie.
- Selten sind auch isolierte **Lymphknotenrezidive.**
  Nachweis: Gezielte Suche ist nur bei gleichzeitigem Lokalrezidiv und Beschwerdesymptomatik indiziert.
- **Fernmetastasen** treten vor allem in Leber, Lunge, Gehirn und Pleura auf.

Maßnahmen zur Früherkennung einer diffusen Peritonealkarzinose oder von Fernmetastasen durch gezielte Vorsorgeuntersuchungen sind nicht sinnvoll, da die Patientinnen keinen Nutzen aus einer frühzeitigeren Rezidivtherapie ziehen (keine Überlebensverlängerung mit den verfügbaren Behandlungsmodalitäten).

11.1   Operative Rezidivtherapie

Bei sorgfältiger Patientenauswahl besteht die Möglichkeit, durch die Rezidivoperation und anschließende erneute Chemotherapie eine Lebensverlängerung zu erreichen. Eine Heilung ist allerdings bisher nicht möglich.

- **Ein erneuter operativer Eingriff ist in der Regel nur bei Spätrezidiven sinnvoll, und dies auch nur unter günstigen Voraussetzungen:**
  - möglichst langes rezidivfreies Intervall nach Abschluss der Primärtherapie (mehr als 12 Monate)
  - makroskopische Tumorfreiheit durch die Primäroperation oder

– gutes Ansprechen auf die primäre Chemotherapie bei postoperativem Tumorrest
– **die Chance, durch den Zweiteingriff makroskopische Tumorfreiheit zu erreichen**

■ Rezidivoperationen sind aufwändige Eingriffe, die wie die Primäroperation einer sorgfältigen interdisziplinären Vorbereitung bedürfen.

■ **Ziele der Rezidivoperation sind**
– die Linderung der Tumorsymptomatik
– die Verbesserung der Lebensqualität

■ Für Patientinnen mit **primärer Progression, Frührezidiv oder Fernmetastasen** kommt eine Rezidivoperation im Allgemeinen nicht in Betracht, da die Überlebensprognose dadurch nicht verbessert wird.

■ Bei **Ileus** ist eine Chemotherapie meist nicht wirksam; durch eine palliative chirurgische Intervention lässt sich der Allgemeinzustand verbessern, eine Überlebensverlängerung wird aber zumeist nicht erreicht.

11.2   Chemotherapie beim Rezidiv

Obwohl beim Rezidiv eines Ovarialkarzinoms bis heute keine Heilung möglich ist, kann auch in dieser Situation ein palliativer Therapieerfolg erreicht werden. **Wichtige Anforderungen an Chemotherapien beim Rezidiv sind deshalb:**
– Symptomkontrolle
– geringe Toxizität
– einfacher Applikationsmodus
– Erhaltung oder Verbesserung der Lebensqualität
– günstige Kosten-Nutzen-Relation

Um die individuelle Prognose abschätzen und eine geeignete Secondline-Therapie auswählen zu können, müssen Art und Erfolg der Primärtherapie berücksichtigt werden:
– das **platinrefraktäre** Ovarialkarzinomrezidiv sprach entweder auf eine platinhaltige Primärtherapie nicht an, oder es kam bereits innerhalb von 6 Monaten nach Ende der Primärtherapie zu einer Tumorprogression
– das (vermutlich) **platinsensible** Ovarialkarzinomrezidiv wurde entweder noch nicht mit Platin behandelt, oder nach einer vorausgegangenen Platintherapie betrug das progressionsfreie Intervall mindestens 6 Monate

Allerdings besteht die Standard-Primärtherapie seit mehr als 6 Jahren nicht allein aus Platin, sondern aus der Kombination von Platin und Paclitaxel. Ob zur Beurteilung der Prognose auch zwischen einer Paclitaxelresistenz und -sensibilität unterschieden werden muss, kann anhand der derzeitigen Datenlage aber noch nicht sicher beurteilt werden.

Das platinrefraktäre Ovarialkarzinomrezidiv

- Die Ergebnisse der Second-line-Chemotherapie beim platinrefraktären Ovarialkarzinom sind schlecht:
  - nur selten Remissionsraten > 20%
  - das mediane progressionsfreie Intervall beträgt etwa 22 Wochen
  - die mediane Überlebenszeit liegt bei etwa 40 Wochen
  - es besteht ein Zusammenhang zwischen dem Erreichen einer Remission und dem medianen Überleben
- **Außerhalb klinischer Studien sollten die Patientinnen eine Monotherapie erhalten (Tab. 13).**
  - Wegen der minimalen Wirksamkeit kommt hierfür eine erneute Platintherapie nicht in Betracht.
  - Noch die besten Erfolgsaussichten bieten ein Taxan, die Topoisomerasehemmer Etoposid oder Topotecan sowie Epirubicin, liposomales Doxorubicin oder Gemcitabin (Achtung: z. T. kleine Patientenzahlen in den Studien und entsprechend unsichere Ergebnisse).
  - **Wurde eine Patientin bereits im Rahmen der Primärtherapie mit dem aktuellen Standard, d. h. mit Platin und Paclitaxel behandelt, so ist weder eine erneute Platin- noch eine erneute Taxantherapie sinnvoll.** Der Stellenwert vieler neuerer Substanzen wie Gemcitabin oder Vinorelbin kann derzeit noch nicht endgültig beurteilt werden.
- Mit **Kombinationsregimen** konnten beim platinrefraktären Ovarialkarzinomrezidiv **keine besseren Ergebnisse** erzielt werden als mit einer Monotherapie (Remissionsraten von maximal 23% mit platinhaltigen Kombinationen). Eine Kombinationstherapie sollte deshalb nur im Rahmen klinischer Studien eingesetzt werden.

Die Effizienz der Second-line-Therapie muss bei diesem Patientenkollektiv mit insgesamt schlechter Prognose sehr kritisch beurteilt werden. Bei kleinem Überlebensvorteil gewinnen selbst bei hoher Remissionsrate andere Faktoren wie **Lebensqualität** oder das **Nebenwirkungsspektrum** an Bedeutung. Leider gibt es zu diesen Fragestellungen

Tab. 13 Monochemotherapie beim platinrefraktären Ovarialkarzinom

Substanz	kumulative Ansprechrate (%)
Cis-/Carboplatin	10
5-FU ± Folinsäure	11
Ifosfamid	12
Treosulfan	13
Hexamethylmelamin	13
Topotecan	15
Epi-/Doxorubicin	18
Gemcitabin	19
Paclitaxel (bei Pat. ohne Taxanvorbehandlung)	20
Vinorelbin	22
Etoposid	24
Docetaxel	28

modifiziert nach: du Bois A, et al. 2nd-line Chemotherapie nach Platin- oder Platin-Paclitaxel-haltiger Primärtherapie beim Ovarialkarzinom: eine systematische Übersicht der publizierten Daten bis 1998. Geburtsh Frauenheilk 2000; 60: 41 – 58

jedoch praktisch keine Untersuchungsergebnisse aus randomisierten Studien.

Das platinsensible Ovarialkarzinomrezidiv

- **Die Ergebnisse der Second-line-Chemotherapie beim platinsensiblen Ovarialkarzinom sind deutlich besser als bei platinrefraktären Tumoren:**
  - Die Remissionsraten liegen teilweise über 30 %.
  - Das mediane progressionsfreie Intervall (etwa 40 Wochen) und das mediane Gesamtüberleben (etwa 60 Wochen) sind ungefähr doppelt so lang wie beim platinrefraktären Ovarialkarzinom.
  - Auch in dieser Situation besteht ein Zusammenhang zwischen Ansprechen und medianem Überleben.
- Die Substanzen mit der größten Monoaktivität sind die **Platinanaloga** und die **Taxane** (Tab. 14). Mit ihnen lassen sich Ansprechraten von über 30 % erzielen. Alle anderen Substanzen zeigen schlechtere Ergebnisse. Mittlere Aktivität besitzen die Topoisomerasehemmer Topotecan und Etoposid.

Tab. 14 Monochemotherapie beim platinsensiblen Ovarialkarzinom

Substanz	kumulative Ansprechrate (%)
5-FU ± Folinsäure	9
Treosulfan	16
Gemcitabin	17
Epi-/Doxorubicin	22
Ifosfamid	22
Hexamethylmelamin	22
Etoposid	22
Vinorelbin	22
Topotecan	24
Cis-/Carboplatin	31
Docetaxel	32
Paclitaxel	32

modifiziert nach: du Bois A, et al. 2nd-line Chemotherapie nach Platin- oder Platin-Paclitaxel-haltiger Primärtherapie beim Ovarialkarzinom: eine systematische Übersicht der publizierten Daten bis 1998. Geburtsh Frauenheilk 2000; 60: 41 – 58

Tab. 15 Gegenüberstellung von Mono- und Kombinationschemotherapie beim platinsensiblen Ovarialkarzinom

Monotherapie	Ansprech-rate (%)	2er-Kombination	Ansprech-rate (%)
Cis-/Carboplatin	32	+ Epi-/Doxorubicin	56
		+ Cyclophosphamid oder + Ifosfamid oder + Hexamethylmelamin	53
Paclitaxel	32	+ Etoposid	54
		+ Cis-/Carboplatin	54
		+ Cyclophosphamid oder + Ifosfamid oder + Hexamethylmelamin	52

- Im Gegensatz zur Situation beim platinrefraktären Ovarialkarzinom zeigen **Kombinationsregime,** die mindestens eine der beiden wirksamsten Monosubstanzen (Platin oder Paclitaxel) enthalten, bessere Ergebnisse als die Monotherapie (Tab. **15**).
  – Kombinationen mit Platin **und** Paclitaxel weisen eine kumulative Remissionsrate von 54 % auf.
  – Ähnliche Aktivität besitzen Kombinationen, die entweder nur Platin oder nur Paclitaxel enthalten.
  – Dreier- und Viererkombinationen zeigen keine besseren Ergebnisse als Zweierkombinationen.

Derzeit lässt sich noch nicht entscheiden, ob bzw. welche Kombinationstherapie einer Monotherapie mit der aktivsten Substanz (also Platin) beim platin- und paclitaxelsensiblen Ovarialkarzinom so deutlich überlegen ist, dass auch ein höheres Toxizitätspotenzial in Kauf genommen werden kann. Diese Fragestellung wird derzeit in Studien untersucht, Ergebnisse stehen aber noch aus.

Für die Praxis

- Eine Heilung ist bei primärer Therapieresistenz oder Rezidiv nicht möglich.
- Eine Rezidivoperation ist nur nach einem rezidivfreien Intervall von über 12 Monaten und Aussicht auf komplette Tumorresektion angezeigt.
- Bei platinsensiblen Tumoren ist eine Reinduktion mit Platin (Monotherapie zumeist mit Carboplatin) möglich. Eine Kombinationstherapie induziert zwar höhere Remissionsraten, doch auf Kosten vermehrter Toxizität.
- Die Prognose von Tumoren mit Platinresistenz oder Platin- und Paclitaxelresistenz ist schlecht. In diesen Fällen sollte unter Berücksichtigung der Lebensqualität eine wenig toxische Monotherapie eingesetzt werden (nicht Platin und Paclitaxel nach Versagen einer Primärtherapie mit diesen Substanzen!). Eine Kombinationstherapie sollte nur innerhalb klinischer Studien verabreicht werden.
- Möglichst viele Patientinnen mit rezidiviertem Ovarialkarzinom sollten im Rahmen klinischer Studien behandelt werden. Studien werden für alle Gruppen von Patientinnen in der Second-line-Situation angeboten (www.ago-ovar.de und www.noggo.de).

12 Nachsorge

12.1 Ziele

Die Nachsorge von Ovarialkarzinompatientinnen verfolgt vier Hauptziele:

- die psychoonkologische und psychosoziale Betreuung der Patientinnen mit dem Ziel der physischen und psychischen Stabilisierung und Reintegration in ihr privates und soziales Umfeld (Hilfe zur Selbsthilfe, Rehabilitation, MdE, Berufsunfähigkeit, Berentung „auf Zeit" u. ä.)
- die Erkennung und Behandlung von Nebenwirkungen der Therapie
- die Herstellung und Erhaltung bestmöglicher Lebensqualität
- Erfolgskontrolle der Primärtherapie mit frühzeitiger Erkennung eines Rezidivs oder von Fernmetastasen

12.2 Nachsorgeintervalle

Tab. 16 enthält Richtlinien zu Art und Häufigkeit der Nachsorgeuntersuchungen. 80 % aller Ovarialkarzinomrezidive treten innerhalb von 5 Jahren, die Hälfte davon bereits innerhalb der ersten 2 Jahre, auf. Dies rechtfertigt engmaschigere Nachsorgetermine während der ersten 5 Jahre. Für palliativ zu behandelnde Patientinnen sind die Untersuchungsintervalle sowie die Art der Untersuchungen und die erforderlichen Maßnahmen den individuellen Gegebenheiten anzupassen.

12.3 Untersuchungen und Maßnahmen

- Die **Erhebung der Anamnese** beinhaltet die Überprüfung der Lebensqualität, die Frage nach (Rezidiv-)Symptomen und die Erfassung eventueller Nebenwirkungen oder Spätfolgen der Therapie (gastrointestinal, Thrombosen, Lymphödeme, Parästhesien, Hormonmangelerscheinungen).
- **Die Hormonsubstitution ist empfehlenswert** und sollte mit einer Aufklärung der Patientin über Vorteile und mögliche Risiken verbunden sein. Nicht nur bei endometrioiden Ovarialkarzinomen ist es ratsam, zusätzlich zu Östrogenen auch Gestagene zu verabreichen.

Tab. 16   Nachsorgeprogramm für Patientinnen mit Ovarialkarzinom

Nachsorgeprogramm	Jahre nach Primärtherapie		
	1. u. 2. Jahr	3. – 5. Jahr	6. – 10. Jahr
Anamnese, Aufklärung, Beratung, psychologische Führung, körperliche Untersuchung mit gynäkologischer Untersuchung	alle 3 Mon.	alle 6 Mon.	alle 12 Mon.
Transvaginalsonographie	alle 3 Mon.	alle 6 Mon.	alle 12 Mon.
in Diskussion: Tumormarker CA 125 (bei muzinösem Karzinom CA 72 – 4)	alle 3 Mon.	alle 6 Mon.	alle 12 Mon.
Mammographie	alle 12 Monate		
Röntgen Lunge und Zusatzuntersuchungen	bei klinischer Symptomatik		

- Zum **Nachweis intraabdomineller Metastasen** eignen sich die klinische einschließlich der vaginalen Untersuchung, ferner die Sonographie und die Computertomographie. Der wahre Umfang des Rezidivs lässt sich mit diesen Verfahren jedoch meist nicht zuverlässig beurteilen; häufig wird die Ausdehnung damit unterschätzt.
- Verlässlichster **Tumormarker** ist bei serösen Ovarialkarzinomen das CA 125. Ein Anstieg ist im Durchschnitt bereits 6 Monate vor klinischer Manifestation eines Rezidivs nachweisbar. Bei muzinösen Tumoren eignen sich als Tumormarker CA 72-4 und CA 19-9. Bisher ist nicht nachgewiesen, dass die Patientinnen aus einer früheren Rezidiventdeckung mittels Tumormarker einen Nutzen ziehen. Dies gilt insbesonders auch für eine eingeleitete Therapie bei einem isolierten Tumormarkeranstieg ohne klinisch oder apparativ fassbares Rezidiv oder Metastasen.
- **Bei alleinigem Tumormarkeranstieg ohne begleitende Symptome sind daher aus heutiger Sicht therapeutische Konsequenzen nicht gerechtfertigt.** Eine prospektive Studie zu dieser Fragestellung wird derzeit gemeinsam von der EORTC und dem MRC durchgeführt.
- **Somit kann eine routinemäßige Tumormarkerbestimmung bei einer symptomfreien Patientin nicht empfohlen werden.**

- In der Nachsorgepraxis hat sich eine „symptomorientierte" Vorgehensweise bewährt. Aufwändigere diagnostische Methoden kommen erst dann zur Anwendung, wenn Symptome aufgetreten sind. Stets sind vor dem Einsatz einer aufwändigen apparativen Diagnostik die therapeutischen Konsequenzen aus den zu erwartenden Befunden zu hinterfragen.
- Patientinnen mit kurzem rezidivfreien Intervall (< 6 Monate nach Abschluss der Primärtherapie) sind vornehmlich unter palliativem Gesichtspunkt zu behandeln (siehe Kap. 11).
- Bei Patientinnen mit längerem rezidivfreien Intervall (> 6 bzw. 12 Monate nach Abschluss der Primärtherapie) kommt eine operative oder zytostatische Zweittherapie in Betracht (siehe Kap. 11).

Für die Praxis

- Wichtige Aufgabe der Nachsorge ist die physische und psychische Stabilisierung der Patientin und ihre private und soziale Reintegration.
- Eine Hormonsubstitutionstherapie ist empfehlenswert.
- Jede Nachsorgeuntersuchung umfasst die Anamnese, die allgemeine klinische und gynäkologische Untersuchung sowie die Sonographie.
- Bei Beschwerdefreiheit ist eine routinemäßige apparative Diagnostik nicht indiziert.
- Auch die routinemäßige Tumormarkerbestimmung (CA 125) ist bei klinisch beschwerdefreien Patientinnen nicht gerechtfertigt.
- Eine isolierte Tumormarkererhöhung ohne klinisch nachweisbaren Tumor rechtfertigt nicht therapeutische Konsequenzen.

13 Adressen

13.1 Informationen für Ärzte und Patienten

AGO Studiengruppe Ovarialkarzinom

Internet: www.ago-ovar.de

Studiensekretariat Düsseldorf
Ev. Krankenhaus
Gynäkologie
Kirchfeldstraße 40
40217 Düsseldorf
Telefon: (0211) 9 19 14 14
Fax: (0211) 9 19 14 23
E-Mail: agoevkovar@aol.com

Studiensekretariat Kiel
Klinik für Gynäkologie und Geburtshilfe
Universitätsklinikum
Michaelisstraße 16
24105 Kiel
Telefon: (0431) 5 97 40 89
Fax: (0431) 5 97 40 90
E-Mail: ago-ovar@email.uni-kiel.de

Studiensekretariat Wiesbaden
Klinik für Gynäkologie
Dr.-Horst-Schmidt-Kliniken GmbH
Ludwig-Erhard-Straße 100
65199 Wiesbaden
Telefon: (0611) 43-32 03
Fax: (0611) 43-32 05
E-Mail: AGO.OVAR.SEKR@uumail.de

Arbeitsgemeinschaft Gynäkologische Onkologie (AGO)

Vorsitzender: Prof. Dr. Dr. G. Bastert
Universitätsfrauenklinik
Voßstraße 9
69115 Heidelberg
Telefon: (06221) 56 79 01
Fax: (06221) 56 43 28
Internet: www.ago-online.de

Deutsche Krebshilfe

Thomas-Mann-Straße 40
Postfach 14 67
53111 Bonn
Telefon: (0228) 7 29 90-0
Fax: (0228) 7 29 90-11
Internet: www.krebshilfe.de
Infodienst Telefon: (0228) 7 29 90 95, Montag bis Freitag 9 – 17 Uhr

Deutsche Krebsgesellschaft e. V. (DKG)

Hanauer Landstraße 194
60314 Frankfurt am Main
Telefon: (069) 63 00 96-0
Fax: (069) 63 00 96-66
E-Mail: service@deutsche.krebsgesellschaft.de
Internet: info.krebsgesellschaft.de
               www.studien.de

Deutsche Gesellschaft für Gynäkologie und Geburtshilfe (DGGG)

Pettenkoferstraße 35
80336 München
Telefon: (089) 5 38 99 85
Fax: (089) 5 38 92 32
E-Mail: InfoDGGG@gmx.de
Internet: www.dggg.de

Nordostdeutsche Gesellschaft für Gynäkologische Onkologie e. V.

Vorsitzender: Prof. Dr. W. Lichtenegger
Charité Campus Virchow-Klinikum
Frauenklinik
Augustenburger Platz 1, 13353 Berlin
Telefon: (030) 4 50 56 41 42
Fax: (030) 45 05 64 90 41
Internet: www.noggo.de

13.2 Für Patienten und Angehörige

Frauenselbsthilfe nach Krebs

Bundesverband Frauenselbsthilfe nach Krebs e. V.
Geschäftsstelle B 6, 10/11, 68159 Mannheim
Telefon: (06 21) 2 44 34
Fax: (06 21) 15 48 77
Internet: www.fsh-nach-krebs.de
Telefonberatungsdienst: (0 22 41) 39 00 65, Mo 20.30 – 22.30 Uhr

INKA – Informationsnetz für Krebspatienten und Angehörige

Woyrschweg 21
22761 Hamburg
E-Mail: inkainfo@aol.com
Internet: www.inkanet.de

KID – Krebsinformationsdienst des Deutschen Krebsforschungszentrums (DKFZ)

Telefon: (0 62 21) 41 01 21, Montag bis Freitag 8 – 20 Uhr
in türkischer Sprache: Mo, Mi, Do 18 – 20 Uhr
Internet: www.krebsinformation.de

Krebs-Kompass

Volker Karl Oehlrich-Gesellschaft e. V.
Geschäftsstelle: Eisenacher Straße 8
64560 Riedstadt
E-Mail: IhreFrage@krebs-kompass.de
Internet: www.krebs-kompass.de

Net Doktor.de GmbH

Frauenplatz 11
80331 München
Telefon: (089) 7 46 46 69-0
Fax: (089) 7 46 46 69-1
E-Mail: post@netdoktor.de
Internet: www.netdoktor.de

13.3 Beratungsstellen zum hereditären Ovarialkarzinom

Berlin

Max-Delbrück-Zentrum für Molekulare Medizin
Bereich Tumorgenetik
Robert-Rössle-Straße 10
13122 Berlin
Termine für Betroffene: Telefon (030) 4 50 56 66 62

Bonn

Klinik und Poliklinik für Geburtshilfe und Frauenheilkunde
der Universität
Sigmund-Freud-Straße 25
53127 Bonn
Termine für Betroffene: Telefon (0228) 2 87 54 50 oder 2 87 54 62

Dresden

Medizinische Fakultät der TU Dresden
Klinik und Poliklinik für Frauenheilkunde und Geburtshilfe
Termine für Betroffene: Telefon (03 51) 4 58 28 64

Düsseldorf

Frauenklinik der Medizinischen Einrichtungen der Universität
Moorenstraße 5
40 225 Düsseldorf
Termine für Betroffene: Telefon (02 11) 8 11 75 03 oder 8 11 75 40

Frankfurt

Zentrum für Frauenheilkunde und Geburtshilfe der Universität
Theodor-Stern-Kai 7
60596 Frankfurt
Termine für Betroffene: Telefon (0 69) 63 01 51 19

Heidelberg

Institut für Humangenetik der Universität
Im Neuenheimer Feld 328
69120 Heidelberg
Termine für Betroffene: Telefon (0 62 21) 56 50 87

Kiel

Universitätsfrauenklinik
Michaelisstraße 16
24105 Kiel
Termine für Betroffene: Telefon (04 31) 5 97 20-77 oder -71

Leipzig

Institut für Humangenetik der Universität
Philipp-Rosenthal-Straße 55
04103 Leipzig
Termine für Betroffene: Telefon (03 41) 9 72 38 00

München

Universitätsfrauenklinik im Klinikum rechts der Isar
Ismaninger Straße 22
81675 München
Universitätsfrauenklinik im Klinikum Großhadern
Marchioninistraße 25
81377 München
Kinderpoliklinik der Universität
Abt. für Pädiatrische Genetik und Pränatale Diagnostik
Goethestraße 29
80336 München
Termine für Betroffene: Telefon (0 89) 70 95 58 28

Münster

Institut für Humangenetik der Universität
Vesaliusweg 12 – 14
48149 Münster
Termine für Betroffene: Telefon (02 51) 8 35 54 13

Ulm

Frauenklinik und Poliklinik der Universität
Prittwitzstraße 43
89075 Ulm
Termine für Betroffene: Telefon (07 31) 50 02 76 06

Würzburg

Institut für Humangenetik der Universität
Am Hubland
97074 Würzburg
Termine für Betroffene: Telefon (0931) 8 88 40 84

14 Literatur

1 World Health Organization, International Agency for Research on Cancer European Commission. Survival of cancer patients in Europe, the EUROCARE study. In: Berrino F, Sant M, Verdecchia A, Capocaccia R, Hakulinen T, Esteve J (eds). IARC Publication, No. 132, Lyon, 1995. Zitiert in: du Bois A, Pfisterer J, Kellermann L. Die Therapie des fortgeschrittenen Ovarialkarzinoms in Deutschland. Gynäkologe 2001; 34: 1029–1040

2 du Bois A, Pfisterer J, Kellermann L. Die Therapie des fortgeschrittenen Ovarialkarzinoms in Deutschland. Gynäkologe 2001; 34: 1029–1040

3 du Bois A, Lück HJ, Meier W, et al. Cisplatin/paclitaxel vs carboplatin/paclitaxel in ovarian cancer: Update of an AGO trial. Proc Am Soc Clin Oncol 1999; 18: 356a

4 du Bois A, Weber B, Pfisterer J, et al. Epirubicin/Paclitaxel/Carboplatin (TEC) vs. Paclitaxel/Carboplatin (TC) in first-line treatment of ovarian cancer FIGO stages IIB–IV. Interim results of an AGO-GINECO intergroup phase III trial. Proc Am Soc Clin Oncol 2001; 20: 202a

5 Fathalla M. Incessant ovulation – a factor in ovarian neoplasia? Lancet 1971; 2: 163

6 Godwin A, Testa J, Handel L, et al. Spontaneous transformation of rat ovarian surface epithelial cells implicates repeated ovulation in ovarian cancer etiology and is associated with clonal cytogenetic changes. J Natl Cancer Inst 1992; 84: 592–601

7 Testa J, Getts L, Salazar H, et al. Spontaneous transformation of rat ovarian surface epithelial cells results in well to poorly differentiated tumors with a parallel range of cytogenetic complexity. Cancer Res 1994; 54: 2778–2784

8 Cramer DW, Hutchison GB, Welch WR, Scully RE, Knapp RC. Factors affecting the association of oral contraceptives and ovarian cancer. N Engl J Med 1982; 307: 1047–1051

9 Nguyen HN, Averette HE, Janicek M. Ovarian carcinoma. A review of the significance of familial risk factors and the role of prophylactic oophorectomy in cancer prevention. Cancer 1994; 74: 545–555

10 Kiechle M. Das hereditäre Ovarialkarzinom. In: Pfisterer J (Hrsg). Ovarialkarzinom State of the Art. Berlin, Heidelberg: Springer Verlag, 2001

11 Eeles RA. Future possibilities in the prevention of breast cancer: intervention strategies in BRCA1 and BRCA2 mutation carriers. Breast Cancer Res 2000; 2: 283–290

15 Narod SA, Risch H, Moslehi R, et al. Oral contraceptives and the risk of hereditary ovarian cancer. Hereditary Ovarian Cancer Clinical Study Group. N Engl J Med 1998; 339: 424–428

16 Schelling M, de Waal, JC. Früherkennung. In: Kuhn W (Hrsg). Manual Maligne Ovarialtumoren. 6. Auflage. München: W. Zuckschwerdt Verlag, 2001

17 Merz E, Weber G, Bahlmann F, et al. Ein neues morphologisches Score-System (Mainzer Score) zur Beurteilung von Ovarialtumoren bei der transvaginalen Sonographie. Part 1: Vergleich zwischen Score-System und Beurteilung durch erfahrenen Untersucher bei prämenopausalen Frauen. Ultraschall in der Medizin 1998; 19: 99–107

18 Weber G, Merz E, Bahlmann F, et al. A new sonomorphologic scoring system (Mainz Score) for the assessment of ovarian tumors using transvaginal ultrasonography. Ultraschall in der Medizin 1999; 20: 2–8

19 DePriest PD, Varner E, Powell J, et al. The efficacy of a sonographic morphology index in identifying ovarian cancer: a multi-institutional investigation. Gynecol Oncol 1994; 55: 174–178

20 Bourne TH, Campbell S, Reynolds KM. Screening for early familial ovarian cancer with transvaginal ultrasonography and colour blood flow imaging. Br Med J 1993; 306: 1025–1029

21 Scully R. Histological typing of ovarian tumours. 2nd edition. Berlin: Springer-Verlag, 1999

22 Kaern J, Tropé CG. A retrospective study of 370 borderline tumors of the ovary treated at the Norwegian Radium Hospital from 1979 to 1982. A review of clinicopathologic features and treatment modalities. Cancer 1993; 71: 1810–1820

23 Tropé CG, Kristensen G, Makar A. Surgery for borderline tumor of the ovary. Semin Surg Oncol 2000; 19: 69–75

24 Young RC, Decker DG, Wharton JT, et al. Staging laparotomy in early ovarian cancer. JAMA 1983; 250: 3072–3076

25 Organkommission Ovar der Arbeitsgemeinschaft für Gynäkologische Onkologie (AGO). Diagnostische und therapeutische Standards beim Ovarialkarzinom (Langversion), Dezember 2000

26 Meier W. Ovarialkarzinom. Operative Therapie der Frühstadien. Möglichkeit der Organerhaltung. In: Pfisterer J (Hrsg). Ovarialkarzinom State of the Art. Berlin, Heidelberg: Springer Verlag, 2001

27 Vergote IB, Trimbos BJ, Guthrie D, et al. Results of a randomized trial in 923 patients with high-risk early ovarian cancer, comparing adjuvant chemotherapy with no further treatment following surgery. Proc Am Soc Clin Oncol 2001; 20: 201 a

28 Bristow RE, Tomacruz RS, Armstrong DK, Trimble EL, Montz FJ. Survival effect of maximal cytoreductive surgery for advanced ovarian carcinoma during the platinum era: a meta-analysis. J Clin Oncol 2002; 20: 1248–1259

29 Runnebaum IB. Prädiktoren für den Erfolg der Primäroperation. In: Pfisterer J (Hrsg). Ovarialkarzinom State of the Art. Berlin, Heidelberg: Springer Verlag, 2001

30 Benedetti Panici P, et al. IGCS 1999. Zitiert bei: Pfisterer J. Stellenwert der Operation und der operativen Radikalität beim fortgeschrittenen Ovarialkarzinom. In: Pfisterer J (Hrsg). Ovarialkarzinom State of the Art. Berlin, Heidelberg: Springer Verlag, 2001

31 Hoskins WJ, Bundy BN, Thigpen JT, Omura GA. The influence of cytoreductive surgery on recurrence-free interval and survival in small-volume stage III epithelial cancer; a Gynecologic Oncology Group study. Gynecol Oncol 1992; 47: 159–166

32 van der Burg MEL, van Lent M, et al. The effect of debulking surgery after induction chemotherapy on the prognosis in advanced ovarian cancer. N Engl J Med 1995; 332: 629–634

33 Rose PG, Nerenstone S, Brady M, et al. A phase III randomized study of interval secondary cytoreduction in patients with advanced stage ovarian carcinoma with suboptimal residual disease: a Gynecologic Oncology Group study. Proc Am Soc Clin Oncol 2002; 21: Abstract 802

34 Aabo K, Adams M, Adnitt P, et al. Chemotherapy in advanced ovarian cancer: four systematic meta-analyses of individual patient data from 37 randomized trials. Advanced Ovarian Cancer Trialists' Group. Br J Cancer 1998; 78: 1479–1487

35 McGuire WP, Hoskins WJ, Brady MF, et al. Cyclophosphamide and cisplatin compared with paclitaxel and cisplatin in patients with stage III and IV ovarian cancer. N Engl J Med 1996; 334: 1–6

36 Piccart MJ, Bertelsen K, James K, et al. Randomized intergroup trial of cisplatin-paclitaxel versus cisplatin-cyclophosphamide in women with advanced epithelial ovarian cancer: three-year results. J Natl Cancer Inst 2000; 92: 699–708

37 Ozols RF, Bundy BN, Fowler J, et al. Randomized phase III study of cisplatin (CIS)/paclitaxel (PAC) versus carboplatin (CARBO)/PAC in optimal stage III epithelial ovarian cancer (OC): A Gynecologic Oncology Group trial (GOG 158). Proc Am Soc Clin Oncol 1999; 18: 356a (Abstract 1373)

38 du Bois A, Richter B, Warm M, et al. Cisplatin/paclitaxel versus carboplatin/paclitaxel as 1st-line treatment in ovarian cancer. Proc Am Soc Clin Oncol 1998; 17: 361a (Abstract 1395)

39 du Bois A, Lück HJ, Meier W, et al. Cisplatin/paclitaxel vs carboplatin/paclitaxel in ovarian cancer: Update of an Arbeitsgemeinschaft Gynaekologische Onkologie (AGO) Study Group trial. Proc Am Soc Clin Oncol 1999; 18: 356a (Abstract 1374)

40 West RJ, Zweig SF. Meta-analysis of chemotherapy regimens for ovarian carcinoma: a reassessment of cisplatin, cyclophosphamide and doxorubicin versus cisplatin and cyclophosphamide. Eur J Gynaecol Oncol 1997; 18: 343–347

41 Vasey PA. Preliminary Results of the SCOTROC Trial: a Phase III Comparison of Paclitaxel-Carboplatin (PC) and Docetaxel-Carboplatin (DC) as First-Line Chemotherapy for Stage Ic–IV Epithelial Ovarian Cancer (EOC). Proc Am Soc Clin Oncol 2001; 20: Abstract 804

42 Vasey PA. Survival and longer-term toxicity results of the SCOTROC study: docetaxel-carboplatin (DC) vs. paclitaxel-carboplatin (PC) in epithelial ovarian cancer (EOC). Proc Am Soc Clin Oncol 2002; 21: Abstract 804

15 Sachverzeichnis